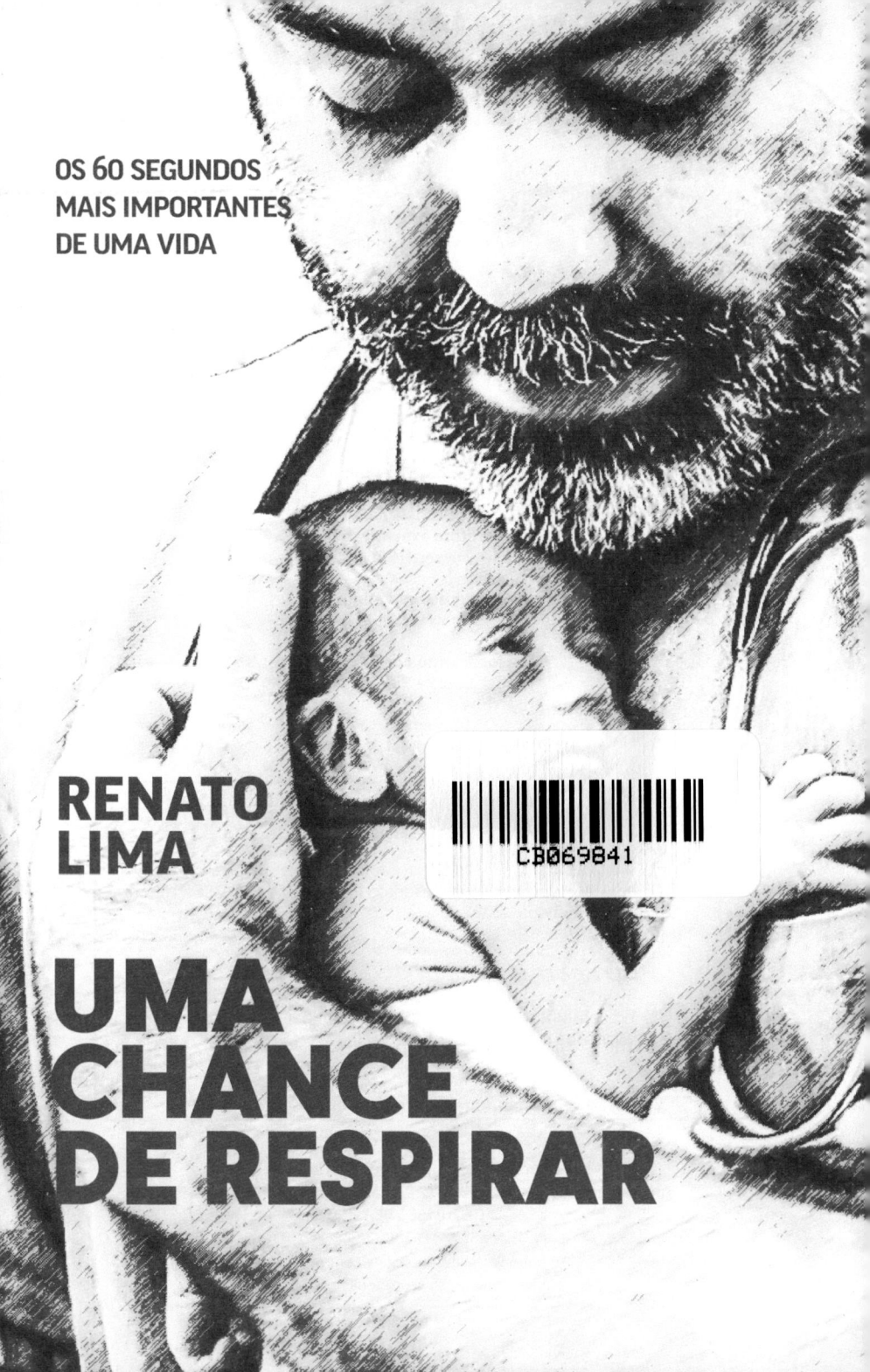

Copyright© 2021 by Literare Books International.
Todos os direitos desta edição são reservados à Literare Books International.

Presidente:
Mauricio Sita

Vice-presidente:
Alessandra Ksenhuck

Capa:
Victor Prado

Projeto gráfico e diagramação:
Gabriel Uchima

Revisão:
Ivani Rezende

Diretora de projetos:
Gleide Santos

Diretora executiva:
Julyana Rosa

Diretor de marketing:
Horacio Corral

Relacionamento com o cliente:
Claudia Pires

Impressão:
Impressul

Dados Internacionais de Catalogação na Publicação (CIP)
(eDOC BRASIL, Belo Horizonte/MG)

L732c   Lima, Renato.
       Uma chance de respirar / Renato Lima. – São Paulo, SP: Literare Books International, 2021.
       14 x 21 cm

       ISBN 978-65-5922-018-2

       1. Literatura de não-ficção. 2. Medicina. 3. Gravidez – Complicações e sequelas. I. Título.
                                                       CDD 618.3

Elaborado por Maurício Amormino Júnior – CRB6/2422

Literare Books International Ltda.
Rua Antônio Augusto Covello, 472 – Vila Mariana – São Paulo, SP.
CEP 01550-060
Fone: (0**11) 2659-0968
site: www.literarebooks.com.br
e-mail: contato@literarebooks.com.br

Sumário

PREFÁCIO 11

APRESENTAÇÃO 19

O INÍCIO 33

A ESTRUTURAÇÃO DO DOUTORADO 47

NA ESTRADA, DE SÃO PAULO AO PIAUÍ 61

INICIANDO O ESTUDO DE INTERVENÇÃO 71

FLORIANO E AS MÃOS QUE SALVAM 75

SÃO RAIMUNDO NONATO, RAZÃO E COMPAIXÃO 89

URUÇUÍ E O SEU CÉU DE NUVENS BRANCAS 117

BOM JESUS, BONS MOMENTOS 133

CORRENTE (DE AMOR) 141

OS 431 INTEGRANTES DE UM EXÉRCITO 151

COLETANDO SURPRESAS APÓS 12 MESES DO ESTUDO ... 159

TERESINA 173

A VIDA POR TRÁS DOS NÚMEROS 175

DEFESA DE TESE DE DOUTORADO 181

RESPIRANDO E NOS INSPIRANDO EM URUÇUÍ 189

RESPIRANDO E NOS INSPIRANDO EM BOM JESUS 191

RESPIRANDO E NOS INSPIRANDO EM SÃO RAIMUNDO NONATO ... 193

RESPIRANDO E NOS INSPIRANDO EM CORRENTE 195

UMA NOVA CHANCE DE RESPIRAR 197

MATÉRIAS 205

GALERIA DE FOTOS 209

"Todos os anos, um milhão de bebês no mundo morrem no dia do seu aniversário, ou seja, morrem no dia do seu nascimento."

Joy Lawn
Professor Maternal Reproductive & Child Health at London School of Hygiene and Tropical Medicine, U. of London.

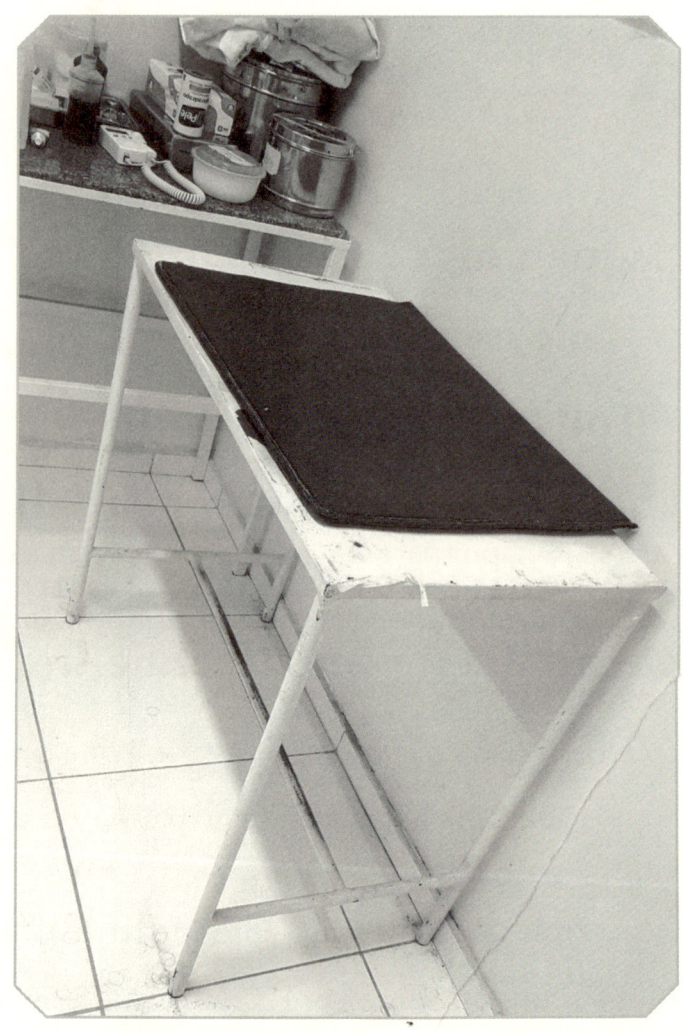

Local de nascimento do hospital regional do município de Uruçuí, em abril de 2018.

> "...que a casa que vos entrar não
> morre mulher de parto,
> nem menino abafado."

Reza praticada por parteira/auxiliar de enfermagem da Mesorregião Sudoeste do Piauí pedindo ajuda a São Bartolomeu, apóstolo de Jesus Cristo, para que um recém-nascido não morra de asfixia e que a mãe não morra no momento do parto.

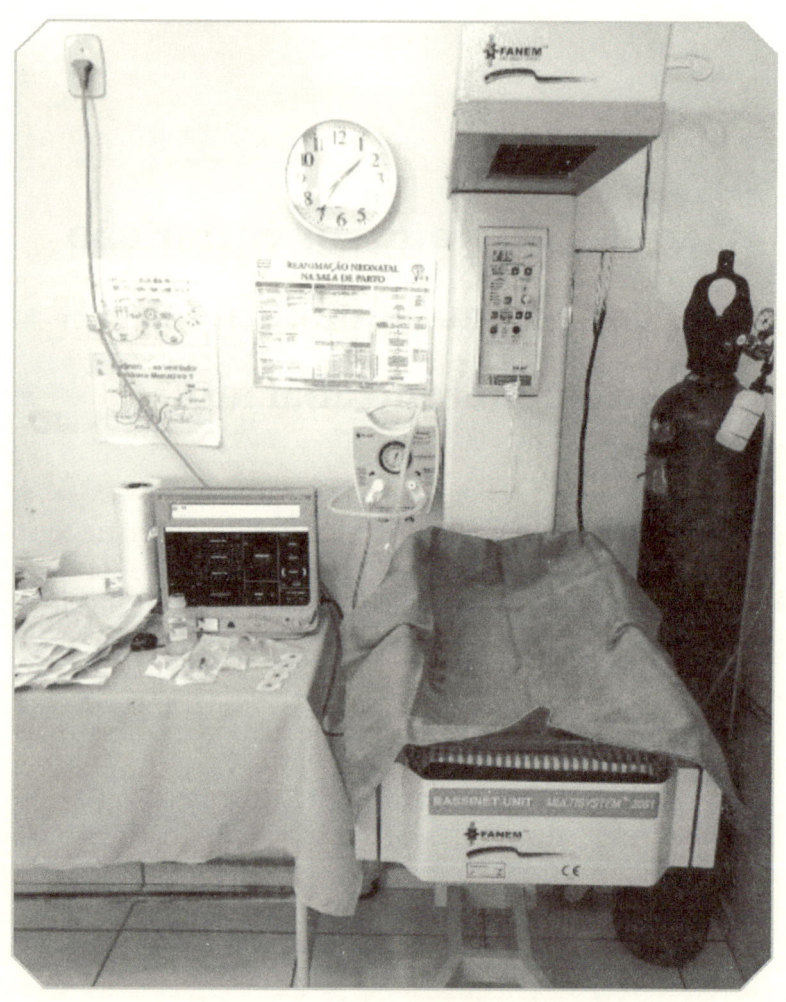

Local de nascimento do hospital regional do município de Uruçuí, em julho de 2019.

"Muitas vezes é difícil, mas depois dos treinamentos a gente não aceita mais perder um bebê. Mesmo quando eu vejo que ele não tem mais chances, eu vou e luto até o fim!"

Desabafo de uma enfermeira obstetra treinada pela Sociedade Brasileira de Pediatria, após a reanimação de um recém-nascido na Mesorregião Sudoeste do Piauí.

PREFÁCIO
Por Prof. Dr. Sérgio Tadeu Martins Marba

Nada é mais fascinante que o nascimento de uma criança. É um momento único, que começa com a notícia da chegada de um recém-nascido na família. Mudanças intensas acontecem durante o processo de conjugalidade e parentalidade do casal grávido. Tudo converge para o momento mágico do nascimento, uma mistura de emoção, medo e prazer. Surgem as expectativas, planos e projetos. Ao mesmo tempo é, talvez, o acontecimento mais perigoso que o ser humano vivencia durante toda sua vida. Ocorrem mudanças fisiológicas, as mais intensas possíveis.

A grande maioria das crianças, cerca de 90%, ultrapassa essa etapa sem problemas e pode ficar com seus pais no contato pele a pele. O olhar, o toque, o reconhecimento, o encontro. Em alguns casos, ocorre a interrupção desse processo, e a criança necessita de ajuda para iniciar a respiração, manter seus batimentos cardíacos e realizar as trocas metabólicas, até então executadas pela placenta. Esse momento é fundamental, porque a intervenção, materializada na reanimação neonatal, pode devolver ao recém-nascido todo o seu potencial como indivíduo para ele próprio, seus pais, família e sociedade.

Os primeiros passos, no sentido de se instituir as diretrizes para a reanimação neonatal, ocorreram dentro de instituições como a Academia Americana de Pediatria e Associação Americana de Cardiologia, no ano de 1985.

Começavam aí as estratégias de disseminação dos programas de treinamento em reanimação neonatal pelo mundo. Em 1990, a Profa. Dra.

Ruth Guinsburg foi credenciada como instrutora regional do Neonatal Ressuscitation Program da American Academy of Pediatrics e, em seguida, no Brasil, os professores da disciplina de pediatria neonatal da Escola Paulista de Medicina (Universidade Federal de São Paulo/Unifesp) também foram treinados como instrutores oficiais do programa, quando passaram a ministrar cursos regulares para profissionais de saúde, médicos e enfermeiros.

Em 1994, a Sociedade Brasileira de Pediatria, através de seu Comitê de Neonatologia, criou um grupo de trabalho para implantar o programa de treinamento em reanimação em todo o território nacional. Nascia o Programa de Reanimação Neonatal (PRN/SBP). De lá para cá, foram mais de 125 mil profissionais de saúde certificados por mais de 1.000 pediatras instrutores que atuam em cerca de 250 municípios brasileiros, distribuídos em cinco cursos do programa: reanimação neonatal para médicos, profissionais de saúde e parteiras tradicionais, reanimação do prematuro na sala de parto e transporte do recém-nascido de alto risco.

A missão do programa é "disseminar conhecimentos atualizados relativos ao cuidado do neonato ao nascer, no transporte e na estabilização imediata após a reanimação, com a finalidade de reduzir a mortalidade associada à asfixia perinatal".

Nesse sentido, este livro, que relata as experiências vividas pelo Dr. Renato Oliveira de Lima durante a elaboração de sua tese de doutorado, consolida e reforça esse papel do PRN/SBP.

Neste livro, no entanto, o autor mostra o outro lado de trabalho de pesquisa. Ele mostra algo que vai muito além de números, dados e cálculos estatísticos. Aqui ele fala de vida, de sentimentos e de emoções.

Na minha vida profissional, e lá já se vão 30 anos nessa estrada, orientei muitos alunos em

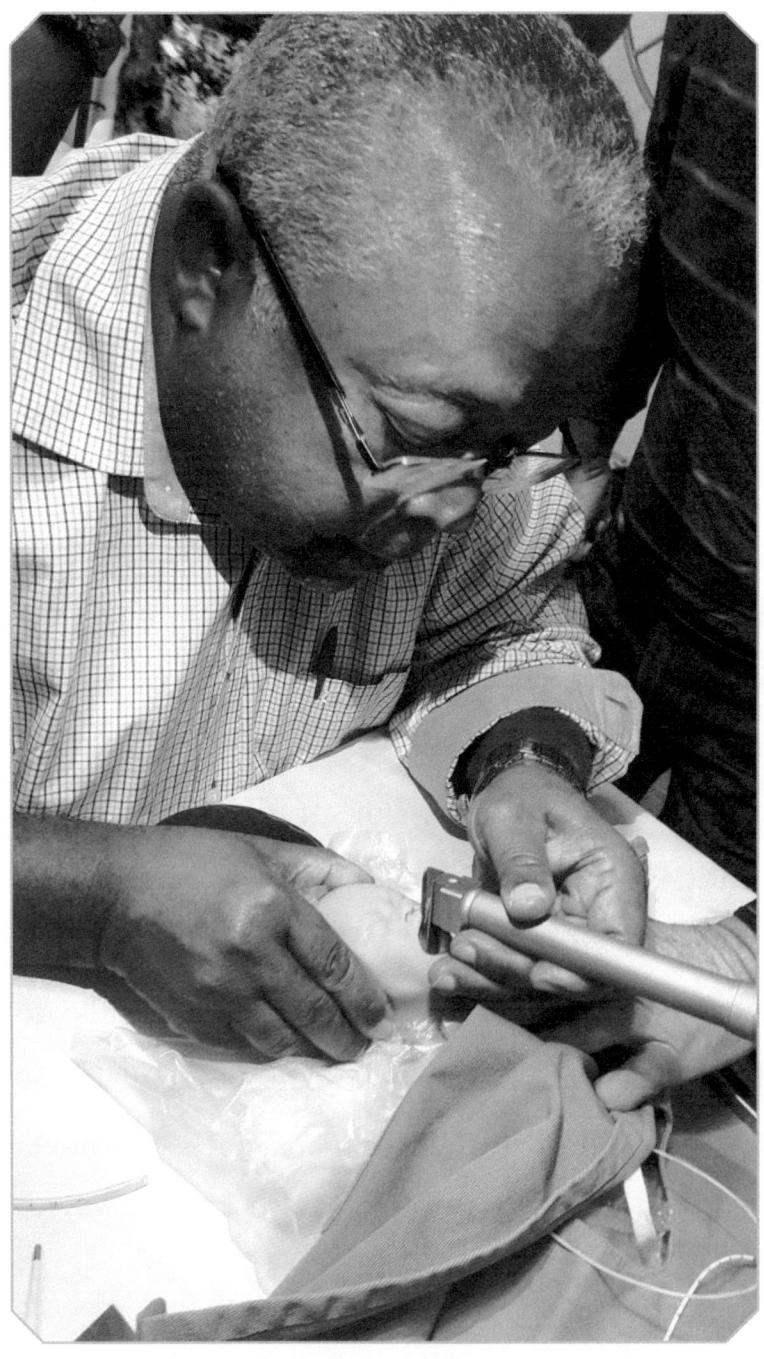

cursos de pós-graduação pela Universidade Estadual de Campinas (Unicamp), redigi artigos, participei de projetos e ascendi na carreira docente, mas pela primeira vez me dei conta dos bastidores da pesquisa. Da sua elaboração à conclusão. Do sonho à sua realização. Do impossível ao real.

Foi um presente para mim participar desse sonho, pois pude ver através da forma rígida de se escrever um doutorado, com introdução, objetivos, material e métodos, resultados, discussão, conclusão e referências bibliográficas, uma criança sobrevivendo. Foi através da lente dos gráficos e tabelas que pude ver o rosto de pessoas querendo aprender a salvar vidas.

E o palco desta obra foi o interior do Estado do Piauí. Parafraseando a bela canção Cajuína, que Caetano Veloso fez em homenagem a um poeta piauiense, ele diz no primeiro verso: "Existirmos: a que será que se destina?".

A essa pergunta temos muitas respostas. Mas agora, lendo este livro, penso que vivemos para ter momentos como esse. E, para mim, isso ficou claro como a "cajuína cristalina em Teresina".

Obrigado, Renato.

Prof. Dr. Sérgio Tadeu Martins Marba,

Chefe do Departamento de Pediatria da FCM-Unicamp; Divisão de Neonatologia do Hospital da Mulher- CAISM/Unicamp; Membro do Grupo Executivo do Programa de Reanimação Neonatal da Sociedade de Pediatria de São Paulo (SPSP); Coordenador e Instrutor do Curso de Transporte Neonatal da Sociedade Brasileira de Pediatria (SBP); Consultor Neonatal da Coordenação Geral da Saúde da Criança, do Aleitamento Materno e do Método Canguru do Ministério da Saúde.

APRESENTAÇÃO
Por Graciene Nazareno

Desde pequeninos, muitos piauienses têm que mostrar força, num esforço, antes solidário, a respirar. A lutar brava e incansavelmente para a vida continuar. Para muitos, a usar as palavras das mães, a graça de Deus fez alcançar.

Na hora certa, eis que aparece um doutor, de uma sociedade e universidade, que fez muito transformar. Transportou conhecimento e reanimou muita gente, do hospital da cidade, da casa de muitas famílias, fazendo muita coisa mudar.

Venha conhecer essa história e respire aliviado, que a vida pode recomeçar.

*****

Pegar um transporte a partir de Teresina e adentrar no Piauí, para conhecer Floriano, Uruçuí, Corrente, Bom Jesus e São Raimundo Nonato. À primeira vista, pode parecer uma aventura, a olhar a natureza exuberante, resistente, que pulsa na terra árida, entre troncos finos e folhas cinzas.

Ou mesmo conhecer a riqueza arqueológica, nas origens do homem americano. Ou os grãos produzidos nos cerrados, mostrando quão forte é a agricultura do Piauí. Até mesmo as águas jorrantes e a beleza do rio Parnaíba.

Por aquelas cidades, a vida segue para muita gente entre a dureza de tantas dificuldades e o amor por esta terra, que faz fincar raízes. O sol castigante fortalece, os limites impostos não desanimam e a certeza de um futuro melhor é a receita para a fé que não se abala e a coragem que não se acaba.

Foram estes lugares, encravados no interior do Estado, com suas singularidades e semelhanças, os destinos para reanimar a vida. Ou melhor, vidas. Transportando esperanças para os recém-nascidos filhos piauienses.

Cenário que se encontra um estado dos mais pobres da federação, o Piauí, e que carrega indicadores sociais desconfortantes, como a mortalidade infantil. É a terceira maior taxa de mortalidade neonatal precoce do país, segundo dados do DATASUS de 2011. Em média, a taxa foi de 18,5 óbitos, para cada 1000 nascidos vivos, de acordo com dados de 2018, do Instituto Brasileiro de Geografia e Estatísticas (IBGE). A média nacional foi de 12,8.

Há diversos esforços governamentais no sentido de, mais que tão somente diminuir a taxa, garantir a vida. Melhorias na rede assistencial, com hospitais equipados, profissionais capacitados, leitos descentralizados de Unidade de

Terapia Intensiva Neonatal (UTIN) e Cuidados Intermediários Neonatal (UCIN) são algumas medidas tomadas que contribuem para a continuidade da vida dos recém-nascidos piauienses.

Alia-se, ainda, o trabalho da Atenção Primária, em atender à gestante, com acompanhamento adequado para o pré-natal.

Um outro esforço veio de longe, de uma pesquisa para doutoramento pela Universidade Estadual de Campinas (Unicamp), São Paulo, aplicando as técnicas da Sociedade Brasileira de Pediatria (SBP), detentora do programa de Reanimação Neonatal, com os treinamentos de Reanimação Neonatal e Transporte de Recém-Nascido de Alto Risco.

Foi nesse ambiente de natureza rica, de tantas vidas, que conheci o médico Renato Lima, pediatra e neonatologista. Eram meados de 2018, em Floriano, numa tarde de muito sol, calor insuportável e uma determinação enorme em ensinar para um grupo pequenino, ávido para aprender. Naquele instante, não tinha dimensão do que estava nascendo ali.

Vim a saber, nos segundos anteriores àquela aula, que Renato tinha um roteiro predefinido: percorrer aqueles destinos, num trabalho que começou bem antes, lá em 2016 e que se efetivou em 2018, promovendo pelos treinamentos que culminariam com 431 profissionais de saúde capacitados, de diversos municípios, como parte do objeto de estudo para seu título acadêmico. Aquela iniciativa fez vir gente de longe, em busca de conhecimento. Mais ainda: fez muita gente crescer.

De lá pra cá, apesar de não ter acompanhado o nascimento do projeto, vi-o crescer e atingir resultados que orgulham quem está à frente dos trabalhos; que alegram famílias inteiras e que mudaram o curso da vida. Como o do Nicolas, em Uruçuí, uma história que faz o coração transbordar de alegria e bater o coração acelerado.

Naquele dia, 20 de abril, estava marcado para fazer a última ultrassonografia para acompanhar minha gestação de 38 semanas do Nicolas. Não deu tempo. De um parto doloroso, ele nasceu pesando 4,6 quilos, era imenso. O Nicolas parecia que não ia respirar. Via os profissionais do hospital acudindo meu filho. Se não fossem eles, eu teria perdido o Nicolas. Eu estava com o coração na mão, com medo. Ao final, Nicolas veio para meu colo, grande. Hoje, é um garoto inteligente, arteiro, muito saudável e conversador. Não para em casa. Sou muito grata a tudo que fizeram com ele. Tudo aconteceu na hora e no momento certo, com todos os profissionais cuidando dele e trazendo ele para mim. (**Eliane Messias, mãe do Nicolas, de Uruçuí**)

Numa conversa com os profissionais que atenderam o caso do Nicolas, tem-se a impressão que poderia ter sido diferente. É tanto, que o nascimento do Nicolas movimentou o Hospital Regional Senador Dirceu Arcoverde. "O momento foi tão marcante que muitos, inclusive eu, conseguimos tirar um tempinho para registrar o fato", contou-me o enfermeiro Fábio Virgílio, daquela unidade hospitalar.

Entre a concentração das aulas teóricas, o destino chamou para a prática. O grande Nicolas foi um dos primeiros casos a ser atendido, no Hospital, pelas técnicas adotadas da Reanimação, daí também a repercussão entre os profissionais.

Dos 431 profissionais de saúde treinados nos cinco municípios, estavam médicos, enfermeiros, fisioterapeutas, auxiliares e técnicos em enfermagem da rede hospitalar, como também profissionais que atuam no Serviço de Atendimento Móvel de Urgência (SAMU). Naquele período de treinamentos, as salas de aula dividiam-se em mesas com os mais diversos equipamentos, materiais, insumos e bonecos, que simulavam rotinas do pós-parto e os procedimentos a serem adotados para garantir os cuidados adequados aos recém-nascidos que necessitavam de suporte respiratório nos 60 segundos após o nascer.

São segundos valiosos que mudam muito.

Desde então, o que se observou é que a assistência médica-hospitalar ao pequeno paciente mudou. Respirou aliviada, pode-se dizer, como bem ilustra o relato do enfermeiro Fábio, quando dos cuidados ao Nicolas. "Em outras épocas, provavelmente seria um momento de tristeza. Entretanto, após capacitação, a nossa equipe passou a acreditar que era possível ter sucesso mesmo em casos críticos".

O sentimento é de preparo e capacidade técnica adquirida com os treinamentos, como afirmou a enfermeira Railde dos Santos Silva, do Hospital Regional Senador José Cândido Ferraz, São Raimundo

Nonato. "A nossa equipe profissional está preparada e demonstra que tem condições de garantir uma assistência de qualidade aos recém-nascidos, assim como uma transferência adequada."

Mais resultados positivos e animadores foram disseminados: as unidades hospitalares também mudaram junto. Adequaram as salas de parto, com aquisição de móveis e equipamentos necessários e definidos em protocolos pelo Ministério da Saúde. Como crianças que crescem, a assistência ao recém-nascido amadureceu com profissionais melhores capacitados, salas adequadas e insumos e equipamentos disponibilizados. Os bebês reanimaram-se, com aquele choro de encher o peito de contentamento.

Quem está na linha de frente, reconhece e mantém atualizada a estrutura necessária para o recebimento ao recém-nascido.

"Os avanços que tivemos são imensuráveis, como a valorização da assistência ao primeiro minuto de vida do bebê, as transferências realizadas com êxito, contratação de pediatras, a estruturação da sala de parto e aquisição de equipamentos necessários", continuou a relatar Railde, também confirmado pelo diretor do Hospital Regional Manoel de Sousa Santos, em Bom Jesus, Hélder Meneses, em relação a mais este ganho pós-treinamento. "Mantemos a relação de materiais sempre atualizada, com *check-list* permanente, para que esteja sempre disponível para a equipe."

Pela logística dos aglomerados urbanos e portarias normativas do Sistema Único de Saúde, não é possível manter toda uma estrutura de média e alta complexidade em todo lugar. Por estar no centro, Floriano é o município para onde converge o atendimento médico-hospitalar especializado do centro-sul ao extremo sul do Piauí, sendo referência na assistência neonatal, com 10 leitos de UTIN. Distante a 207 km de Uruçuí, 600 km Corrente, Bom Jesus (393 km) e São Raimundo Nonato (279 km), é para o Hospital Regional Tibério Nunes que vão os recém-nascidos que necessitam de atendimento especializado.

Recém-nascido reanimado, mas que precisa de um leito de UTI em Floriano. Como se dava o seu transporte? Antes, a agilidade ditava o tempo. Agora, um protocolo orienta como conduzir o paciente.

"Outra etapa na busca pela sobrevivência dos recém-nascidos estava diretamente associada ao transporte dos mesmos até as unidades hospitalares de referência. Após as capacitações, a metodologia mudou completamente e a equipe passou a se preocupar muito com o manejo dos equipamentos, a manutenção da temperatura, a realização de procedimentos para manutenção de vias aéreas pérvias, realização de cateterismos e infusão de medicamentos. Divergindo então da concepção anterior de muitos profissionais, que buscavam fazer o transporte o mais rápido possível e muitas vezes sem oferecer condições adequadas para este momento", confirmou Fábio.

Adriana Barros, coordenadora da UTIN do Hospital de Floriano, reconhece a mudança no acolhimento desses pacientes. "Antes, chegavam muitas vezes nos braços das mães ou dos técnicos, em berços de acrílico, sem estarem devidamente equipados. É uma outra realidade. Observa-se que rotineiramente são adotados protocolos para a assistência ao recém-nascido que necessita de cuidados especializados."

A assistência ao recém-nascido está desenvolvendo-se saudável no Piauí. Certamente, um conjunto de iniciativas, de vontades de fazer melhor, contribuiu para os bons resultados. Ações do Estado, como o Pacto para redução da mortalidade materno-infantil é uma das prioridades da política de Governo, que engloba diversos eixos de atuação, desde a Atenção Primária aos cuidados hospitalares, passando por ações intersetoriais.

A disponibilidade dos profissionais de saúde em absorver e exercitar os ensinamentos, tendo um referencial teórico-prático dos treinamentos, de inestimável valor para salvar vidas, faz a diferença nas boas-vindas aos novos piauienses.

Finalmente, ao trabalho desse Doutor, Renato Lima, que desde agosto apresentou ao Brasil, que fazer nascer, mesmo em condições inimagináveis, muda a vida das pessoas. Transforma-as.

E vem mudando a vida de muitos piauienses, que podem contar suas novas histórias, sendo personagens de relatos médicos e de vida. Como a vida muda em um minuto, com uma nova chance para respirar.

Graciene Nazareno,
Jornalista da SESAPI
(Assessora Jornalística da Secretaria de Saúde do Estado do Piauí.)

O INÍCIO

Olhava o sofrimento dos pais daquelas crianças cuidadas por mim em unidades de terapia intensiva pediátrica e sempre me perguntava sobre o sentido da vida. Qual a grande justificativa para o sofrimento e a dor? Por que algumas crianças são submetidas àqueles ambientes tão hostis e tão próximos à morte?

Logo eu, um apaixonado pela vida, convicto, desde os tempos de faculdade, de que a pediatria seria minha maior missão, ficar à frente da luta pela vida de uma criança?

A pediatria nos remete à vida. É muito difícil associá-la à morte.

Foram muitos anos atuando na terapia intensiva pediátrica. Foram muitos anos tentando entender essa missão.

À medida que o tempo passou, veio a maturidade e, com ela, o desejo de não mais atuar na medicina que cura, mas de me dedicar à medicina que previne, sem abandonar, contudo, a minha aptidão e paixão pelas emergências pediátricas.

Em 2011, após 16 anos de formado, já não suportava trabalhar em unidades repletas de crianças cujas sequelas neurológicas impediam a vida de todas as formas. Foram muitas histórias tristes. Inúmeras delas eram crianças vítimas de sequelas desde o nascimento. Pacientes que carregariam para sempre a impossibilidade de ser criança.

Os questionamentos e a inquietação me conduziram à Neonatologia, especialidade voltada aos recém-nascidos. Atuar como médico no momento do parto, impedindo o momento asfíxico, parecia dar mais sentido à medicina que sonhei atuar desde criança.

Logo veio a paixão pela recepção de recém-nascidos em salas de parto. A Neonatologia também exige atuar naqueles bebês graves, com risco iminente de morte, mas o prazer de garantir a excelência da transição intrauterina à vida extrauterina reacendeu a minha paixão por ser médico.

E foram inúmeras atuações em salas de parto. Muitas reanimações com sucesso; outras, não. A necessidade do aperfeiçoamento, condição inerente à boa prática da medicina, me levou ao curso de reanimação neonatal da Sociedade Brasileira de Pediatria.

Quanta sedução naquele curso! *Slides* coloridos, fluxogramas do atendimento na sala de parto repetidamente apresentados, simulações em manequins neonatais, alunos ávidos por conhecimentos, instrutores transbordando a paixão por ensinar.

No auge do encantamento, a médica instrutora Dra. Cláudia Tanuri, ao finalizar o curso, aproximou-se de mim e perguntou se eu tinha interesse em me tornar um instrutor do programa de reanimação neonatal. Nesse momento foi dado o pontapé inicial para a melhor medicina que exerço até os dias de hoje.

Estudar para me tornar um instrutor da Sociedade Brasileira de Pediatria foi tão intenso como estudar para um vestibular de Medicina. Lia e relia o manual de instrutor, treinava as aulas em casa com extrema seriedade, pois sabia que minha didática seria minuciosamente avaliada e buscava todas as fontes possíveis sobre o assunto reanimação neonatal.

No mesmo dia em que me tornei instrutor, agendei os primeiros cursos. Nesse momento, não me importavam os honorários pelo trabalho como professor. A meta da Sociedade Brasileira de Pediatria em disseminar conhecimentos voltados à prática da reanimação neonatal já estava correndo nas minhas veias.

Os primeiros cursos foram muito tímidos e nada fáceis, mas não demorou muito tempo para eu me ambientar ao estilo do programa de reanimação. Um, dois, cinco, dez, vinte, trinta cursos. Os treinamentos passaram a ser a minha prioridade. Certa vez, uma amiga me contou que uma maternidade municipal estava registrando um número muito alto de bebês asfixiados. Prontamente me ofereci para ajudar. Mesmo sem conseguir negociar honorários justos para a prática dos treinamentos, capacitei 67 profissionais de saúde daquele lugar. Pouco tempo depois, recebi a notícia de que aquela maternidade havia melhorado muito a assistência na sala de parto. Esse era o meu maior pagamento.

Em 2012, participei do meu primeiro Simpósio de Reanimação Neonatal, na cidade de Gramado, Rio Grande do Sul. Sentia muito orgulho por carregar um *"banner"* com um tema livre que retratou o treinamento desses 67 profissionais de saúde.

Um simpósio internacional para discussões exclusivas sobre reanimação neonatal, para mim, era o cenário ideal.

Nesse simpósio aconteceu a reunião nacional de todos os instrutores que atuam no país. A situação de cada estado brasileiro era apresentada pelas presidentes do programa de reanimação, Profa. Dra. Maria Fernanda Branco e Profa. Ruth Guinsburg. Acompanhei cada detalhe, do Acre ao Rio Grande do Sul. Queria entender aquela dimensão de dados e todo o amor que as presidentes transmitiam em cada informação.

Saber que o programa, apesar de inúmeras dificuldades, crescia por todo o país e tornava as curvas de mortalidade neonatal decrescentes me causaram emoção e muito orgulho. Afinal, eu fazia parte daquelas estatísticas.

Dados sobre alguns estados das Regiões Norte/Nordeste, no entanto, me causaram tristeza. Regiões mais vulneráveis do país registravam os piores resultados neonatais, apesar de toda a luta e esforço de cada instrutor brasileiro presente naquela reunião.

Regiões vulneráveis me remetem aos tempos de faculdade de Medicina. Formado em 1995, não tive o privilégio de vivenciar toda a tecnologia que se vê nos cursos de hoje. A *Internet* ainda estava surgindo. Eram poucas as informações, mas algumas conversas com professores me despertaram o interesse pela medicina sem fronteira. Aos 21 anos, quase médico, sonhava com atuações em países do continente africano ou países asiáticos em zonas de guerra.

Os sonhos do aluno de medicina, a paixão pelo programa de reanimação neonatal e os conhecimentos sobre a situação de recém-nascidos das regiões mais críticas do nosso país reacenderam o desejo de transpor minhas fronteiras como médico.

Voltando um pouco no tempo, em 2010, tive a oportunidade de realizar um trabalho voluntário como médico pediatra numa comunidade de quilombolas do sertão do Piauí. Pediatras e dentistas realizaram atendimento a 600 crianças dessa comunidade, chamada Lagoa das Emas, por um período de dez dias.

Em uma noite, enquanto a equipe descansava numa pousada, fui procurado por uma pessoa que pedia ajuda. Havia nascido um bebê "pequeno" em um município vizinho e não havia pediatra que pudesse assisti-lo. Fui até o hospital e encontrei um recém-nascido com 1500 gramas, aproximadamente 30 semanas de gestação morrendo. E nada mais poderia ter sido feito por ele, pois estávamos a mais de 700 km de uma unidade de cuidados intensivos neonatais. O bebê morreu sem a mínima dignidade diante de um médico pediatra intensivista que sequer conseguiu oferecer uma ventilação pulmonar adequada devido à falta de materiais necessários à sua reanimação.

Ainda no Simpósio Internacional de Reanimação, em Gramado, após a reunião dos instrutores, conversei rapidamente com a Profa. Maria Fernanda sobre algumas regiões críticas do país e a possibilidade de atuar como instrutor de reanimação em alguma delas. Apesar de apressada, parou no corredor, escreveu em um guardanapo de papel o nome de uma pesquisadora inglesa chamada Joy Lawn e disse: "as suas ideias lembram os trabalhos que a Dra. Joy Lawn realiza em alguns países da África". E ainda brincou: "leia tudo o que ela escreveu".

Levei a brincadeira a sério e li tudo o que ela escreveu. E assim fui conhecendo estudos realizados pela Dra. Joy Lawn, além de estudos de outros pesquisadores em países como Nigéria, Angola, República Democrática do Congo, Paquistão, Bangladesh, Tanzânia e Índia, regiões que detêm os piores resultados neonatais do mundo, de acordo com dados estatísticos da Organização Mundial de Saúde.

"Todos os anos, 1 milhão de bebês no mundo morrem no dia do seu aniversário, ou seja, morrem no dia do seu nascimento." Os textos da Dra.

Joy Lawn, de fato, estavam de acordo com os meus questionamentos, os meus planejamentos e as minhas convicções.

Arrisquei uma conversa com a pesquisadora inglesa por meio de redes sociais, até que um dia fui surpreendido por um *e-mail* de outra pesquisadora que se apresentou como membro da equipe da Dra. Joy Lawn. Contei a ela sobre o meu desejo de realizar um estudo de intervenção em alguma região de alta vulnerabilidade econômica e social do Brasil. Mencionei os Estados da Bahia, Maranhão e Piauí que registram os piores resultados neonatais precoces, segundo dados do DATASUS. Ela demonstrou imensa alegria, desejou sorte e disse que contaria sobre o projeto para a Dra. Joy. Nunca soube, no entanto, se isso, de fato, aconteceu.

Os anos se passaram e me mantive firme na proposta de ser um instrutor de reanimação muito atuante. Em oito anos atuando como instrutor de reanimação pela Sociedade Brasileira de Pediatria, foram 1644 treinamentos realizados por mim. Capacitei centenas de pessoas de diversas regiões do Estado de São Paulo. Além dos meus locais de trabalho e regiões metropolitanas da capital (Guarulhos, ABC Paulista, Itaquaquecetuba, Itapecerica da Serra, Cotia...), viajei para municípios como Pilar do Sul, Jundiaí, Ibiúna, Santos, Caraguatatuba, Ilha Bela, Campinas, dentre outros, sempre muito engajado em disseminar conhecimentos em reanimação neonatal.

Em 2012, também me tornei instrutor dos cursos de reanimação do prematuro menor de 34 semanas e do transporte do recém-nascido de alto risco. Surgia o Prof. Dr. Sérgio Marba, da Universidade Estadual de Campinas (UNICAMP), como coordenador dos cursos de transporte. Minha paixão pelo transporte também foi imediata.

Logo após me tornar instrutor, resolvi organizar os meus próprios materiais para a realização dos treinamentos. A lista de materiais era imensa e deu muito trabalho correr atrás de cada item. Com todos os itens adquiridos, organizados e fotografados numa mesa, após enviar uma imagem para o Dr. Sérgio, recebi um elogio: "sensacional". De fato, receber um elogio de um professor que você admira em silêncio nas plateias dos congressos brasileiros de Neonatologia é algo sensacional.

De 2013 a 2015, uma pausa para a realização de um mestrado que, embora tenha abordado assuntos da terapia intensiva neonatal, não estava relacionado diretamente à reanimação em salas de parto.

Em 2016, um novo simpósio internacional de reanimação neonatal, dessa vez na cidade de Belo Horizonte, Minas Gerais. Em conversa com o Prof. Sérgio, no intervalo do evento, surgiu um convite para ingressar como aluno de doutorado da pós-graduação em Saúde da Criança e Adolescente pela UNICAMP. Há menos de 1 hora do convite, eu estava no quarto do hotel acessando o *site* da universidade para a realização da minha inscrição no processo seletivo para o doutorado.

Inúmeras exigências, atualização de *curriculum Lattes*, prova de proficiência em inglês, projeto resumido, entrevista e muito medo de não ser aprovado.

Em julho de 2016, após ser matriculado na pós-graduação da UNICAMP, dava início a uma das etapas mais felizes e importantes da minha vida: um estudo de intervenção avaliando o impacto do Programa de Reanimação Neonatal da Sociedade Brasileira de Pediatria nos resultados neonatais da Mesorregião Sudoeste do Piauí.

A ESTRUTURAÇÃO DO DOUTORADO

Uma tese de doutorado exige 4 anos de dedicação. A imersão exigida não podia deixar de sofrer alguns tropeços. Foram vários: problemas graves com filhos, doença, plantões pesados, além da necessidade de levantar muita verba para a execução desse estudo. Em 2016, o país atravessava sérios problemas econômicos e a expectativa de um financiamento parecia muito distante. Além disso, nunca soube "pedir"!

Alguns amigos diziam que a dimensão e importância desse projeto abririam portas para financiamentos privados. Busquei, no entanto, outros caminhos. Fiz contas, tripliquei minha carga horária de trabalho, fui econômico e, num período de um ano, consegui me organizar financeiramente.

As sextas-feiras eram reservadas ao doutorado. Viajava até Campinas para as aulas presenciais. Nos 100 km percorridos até lá, a mente viajava até o sertão do Piauí e, desse modo, o projeto foi ganhando forma.

Inicialmente, pensava-se em um projeto muito menor. O modelo, que antes capacitaria cerca de 100 profissionais de saúde em 2 municípios do sertão do Piauí, rapidamente se transformou numa referência para 350 profissionais de 5 regionais de saúde responsáveis pela assistência neonatal de 62 municípios que compõem a Mesorregião Sudoeste Piauiense.

Estudar essa região era o maquinário que me estimulava a ampliar os horizontes do estudo. Os dados da mesorregião eram muito impressionantes: área territorial de 130.000 km^2, população equivalente a

600.000 habitantes, 21,3% da população com renda de R$70,00, segundo dados do IBGE e taxa de analfabetismo em torno de 23%, superando em mais que o dobro a taxa nacional.

Era como se eu estivesse fazendo a leitura sobre os aspectos geoeconômicos de regiões estudadas por pesquisadoras semelhantes à Dra. Elisabeth Disu e à Dra. Joy Lawn no continente africano.

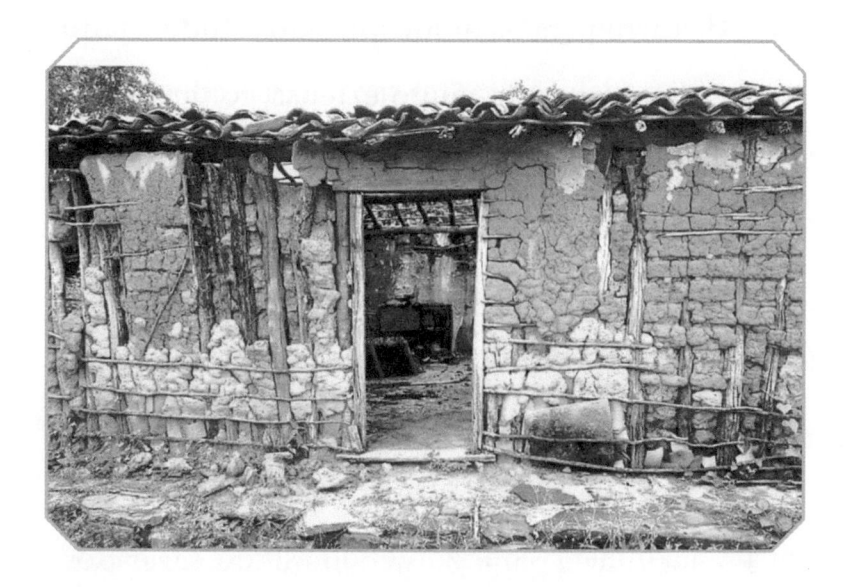

Um termo com a última sílaba dos meses de setembro a dezembro, conhecido como BRÓ, é uma expressão típica do Nordeste e faz menção aos meses cuja temperatura chega a uma média de 40 °C diante do período mais intenso da seca do sertão. Foi em outubro de 2016 que conheci o BRÓ, viajando pela primeira vez por toda a mesorregião. Desembarquei no aeroporto de Teresina, resolvi rapidamente questões burocráticas relacionadas ao projeto na Secretaria de Saúde do Estado do Piauí e segui de carro para os municípios do estudo.

A viagem, embora muito extensa, foi breve. Fiz o reconhecimento dos locais do estudo, pesquisei pousadas, restaurantes, distâncias percorridas, apresentei o projeto a grupos de participantes e colhi assinaturas em cartas de autorização. Foram quase 3000 km percorridos pelas estradas da Mesorregião Sudoeste do Piauí.

Foi inevitável parar o carro inúmeras vezes para apreciar aquela beleza tão árida formada pelo solo seco, arbustos espinhentos e céu infinitamente azul.

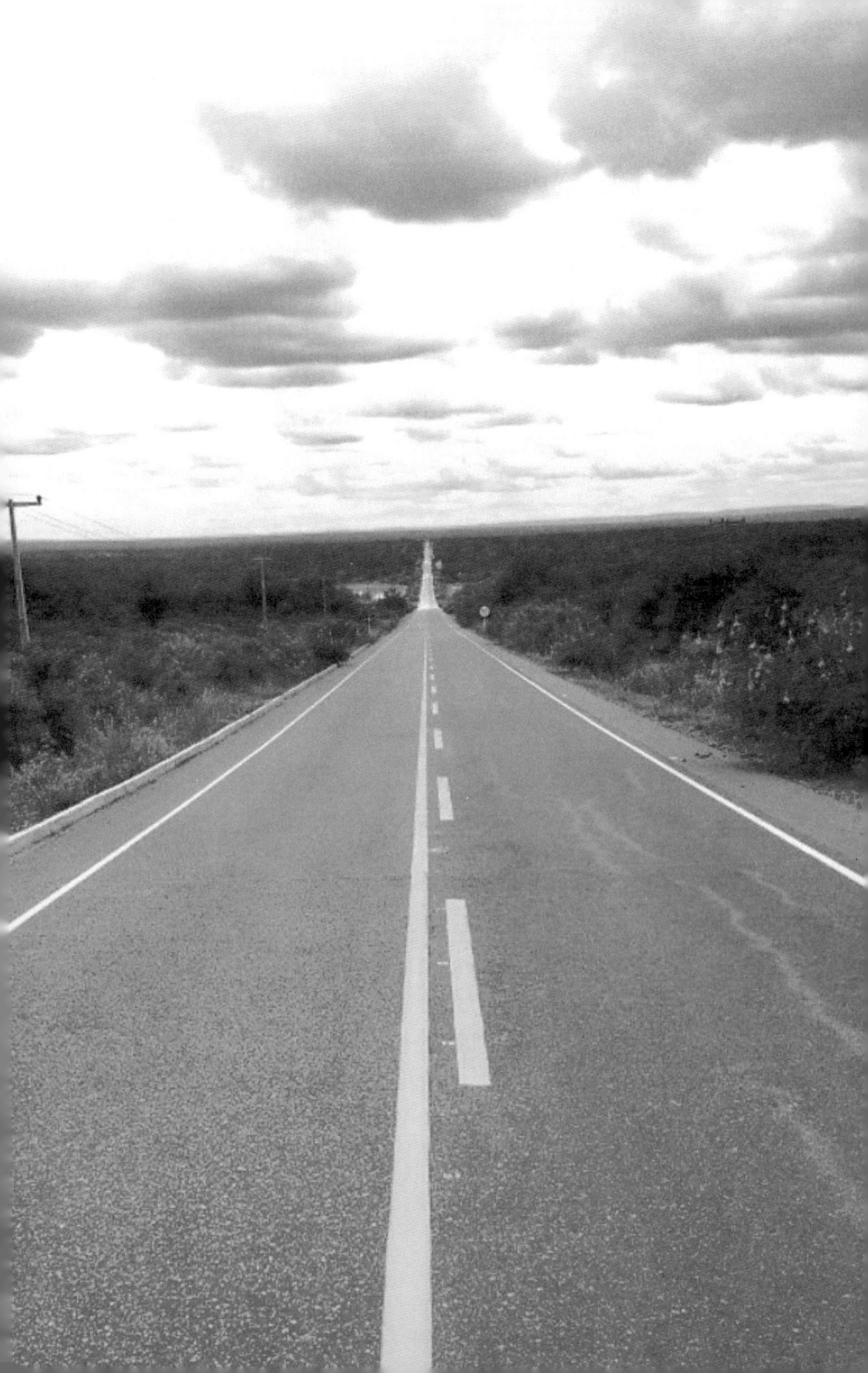

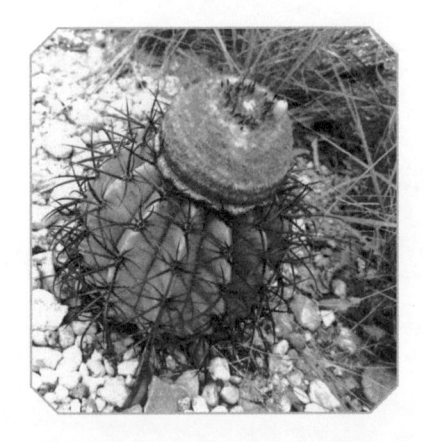

A beleza, no entanto, em vários momentos era ofuscada pelos traços marcantes de pobreza extrema. Crianças descalças às margens da estrada não pediam dinheiro, e sim comida. Vendiam milhos assados espetados em um galho de árvore.

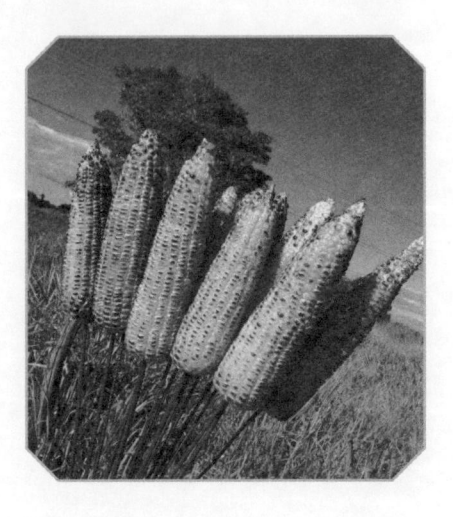

Vi carcaças de animais na beira da estrada, pessoas sentadas à frente das suas casas de barro seco olhando o tempo passar, mulheres com a pele queimada do sol arrastando seus filhos pelos acostamentos, senhoras com trouxas de roupas na cabeça.

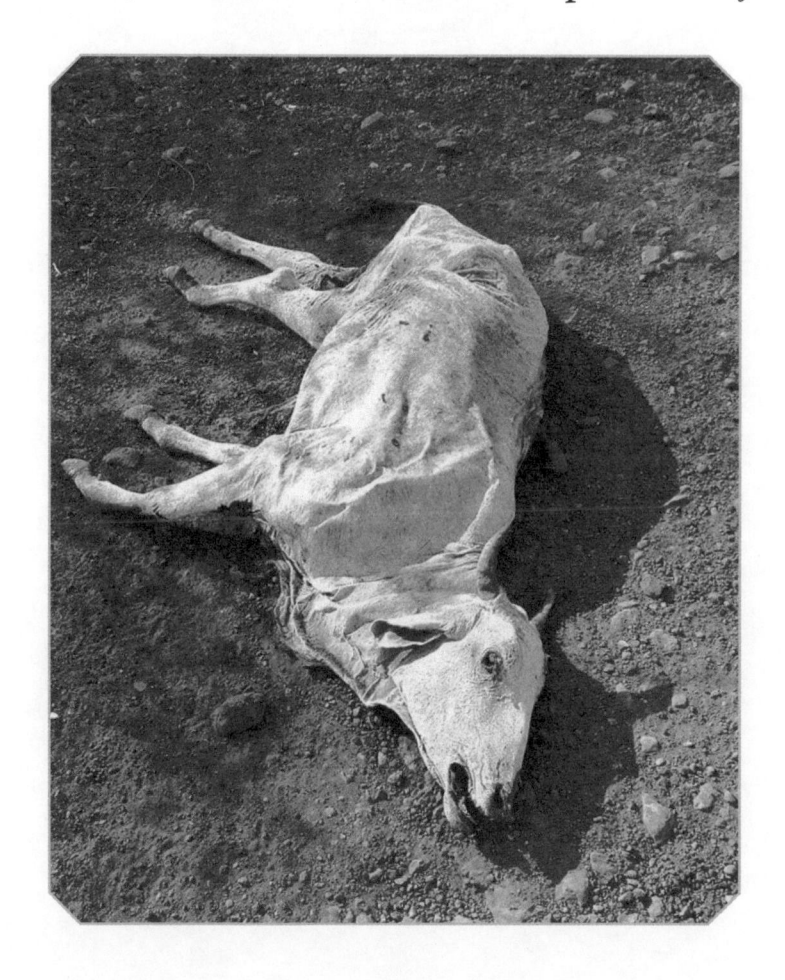

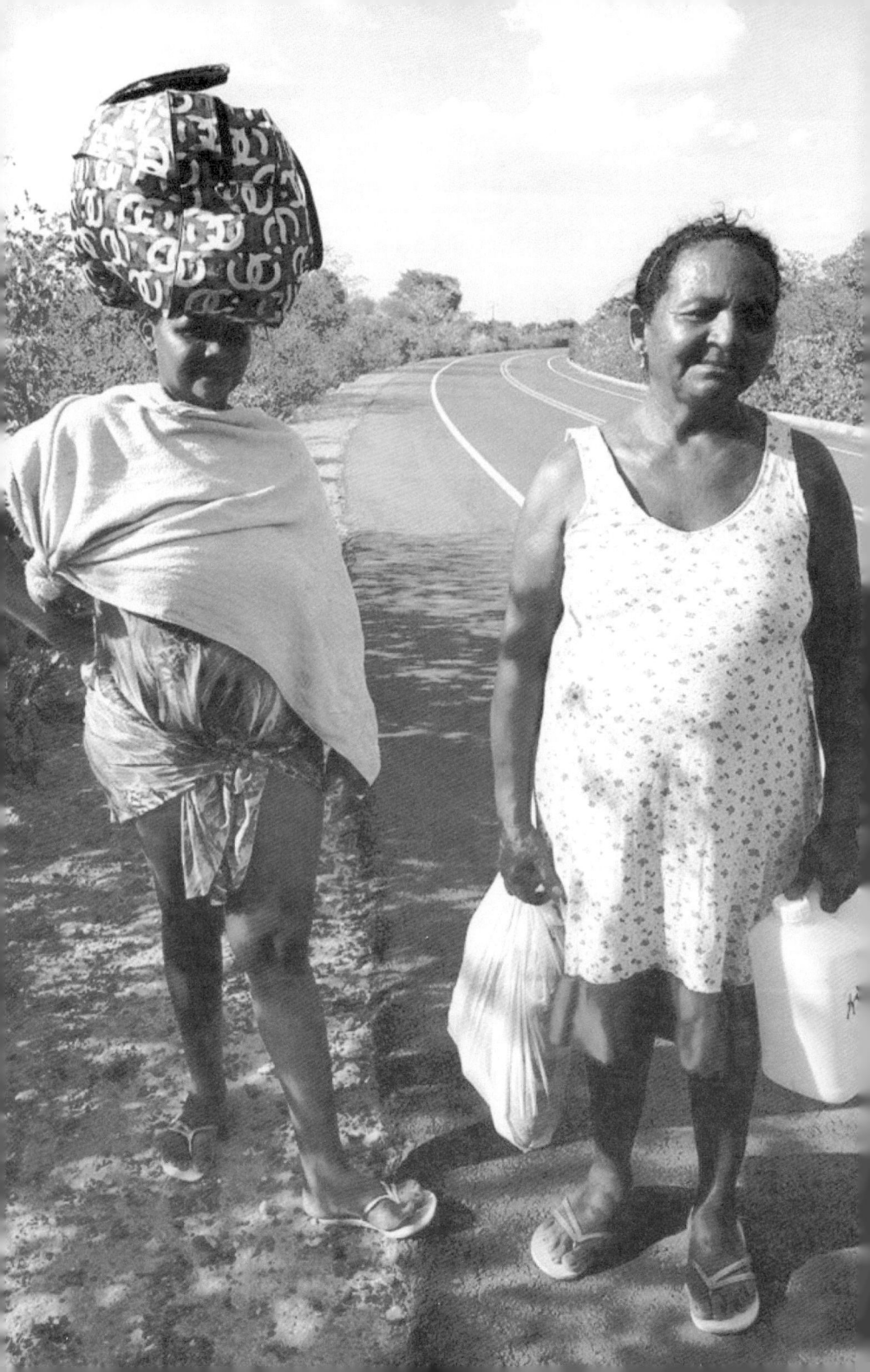

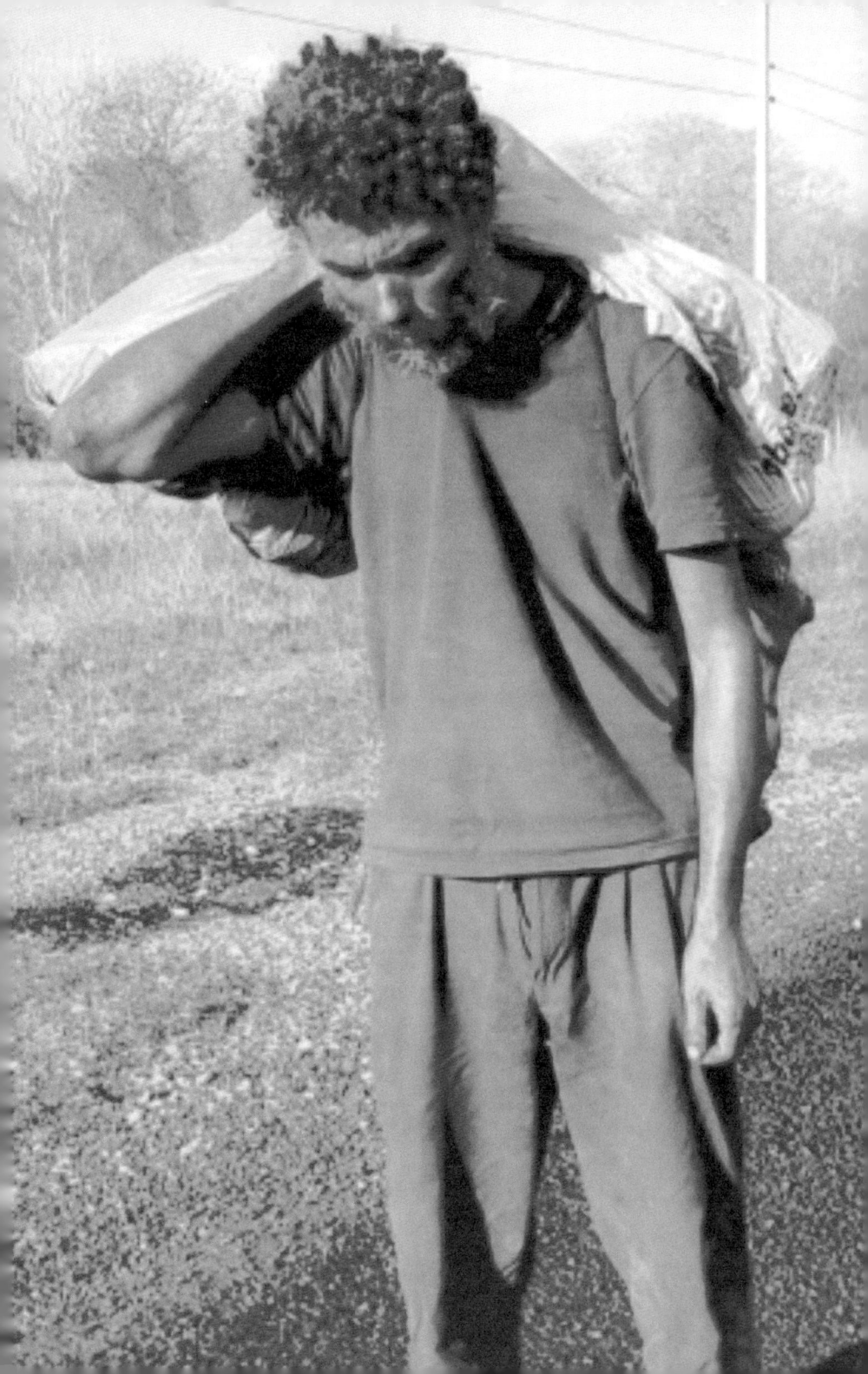

Aquelas imagens me remetiam ao romance "Vidas Secas" de Graciliano Ramos, lido em tempos de colégio, que retratava a vida miserável de uma família de retirantes sertanejos.

O romance do escritor brasileiro, inacreditavelmente, foi publicado em 1938.

Mesmo com a globalização e o avanço da tecnologia, como entender ainda tamanha miséria igual à retratada em um romance há 82 anos?

Trechos imensos de uma estrada que parecia não ter fim.

Trechos imensos de uma pobreza que também parecia não ter fim.

Somente ao chegar ao extremo sul do estado, no município de Corrente, a cerca de 1000 km de Teresina, pude ter a exata dimensão do tamanho e da importância do meu trabalho.

Alguns dias depois, voltei à capital do Piauí e, após 8 horas de viagem, cheguei a São Paulo. Ao desembarcar no aeroporto de Congonhas, lágrimas pela emoção de ter voltado de uma das viagens mais lindas e inesquecíveis da minha vida.

Como parte da estruturação de todo o projeto, um dos momentos mais difíceis foi apresentá-lo às presidentes do Programa de Reanimação Neonatal da Sociedade Brasileira de Pediatria, Profa. Dra. Maria Fernanda Branco e Profa. Dra. Ruth Guinsburg. Naquele momento, eu me sentia muito intimidado diante dos dois maiores nomes do programa de reanimação neonatal brasileiro. Ninguém neste país lutou tão bravamente pela assistência aos nossos recém-nascidos em salas de parto como elas.

A apresentação aconteceu em 2017, numa sala de reunião da sede da sociedade em São Paulo. Meu orientador, Prof. Sérgio, tentou me tranquilizar, mas não conseguiu. Fiquei muito impressionado com a credibilidade que ele me deu naquele dia. Eu havia montado uma aula sobre a metodologia que aplicaríamos no estudo e que, pela primeira vez, seria apresentada às presidentes do programa.

Ainda muito inseguro, me senti forte diante da confiança que o Prof. Sérgio me transmitiu: "Não sei por que você está ansioso. Você sabe tudo sobre o seu projeto!".

Apesar da minha ansiedade, elas demonstraram muita satisfação com o modelo apresentado. Fizeram sugestões, prontamente acatadas e, dessa forma, chegamos ao modelo final do estudo.

Profa. Ruth Guinsburg finalizou a reunião com um "adorei!", sem imaginar que aquela única palavra havia potencializado exponencialmente todas as minhas ideias e expectativas.

Em janeiro de 2018, tudo estava pronto para iniciar a viagem de pesquisa de campo. Troquei o meu carro de pequeno porte por uma caminhonete, assim me sentia mais preparado para percorrer toda a mesorregião carregando as inúmeras caixas dos materiais dos treinamentos.

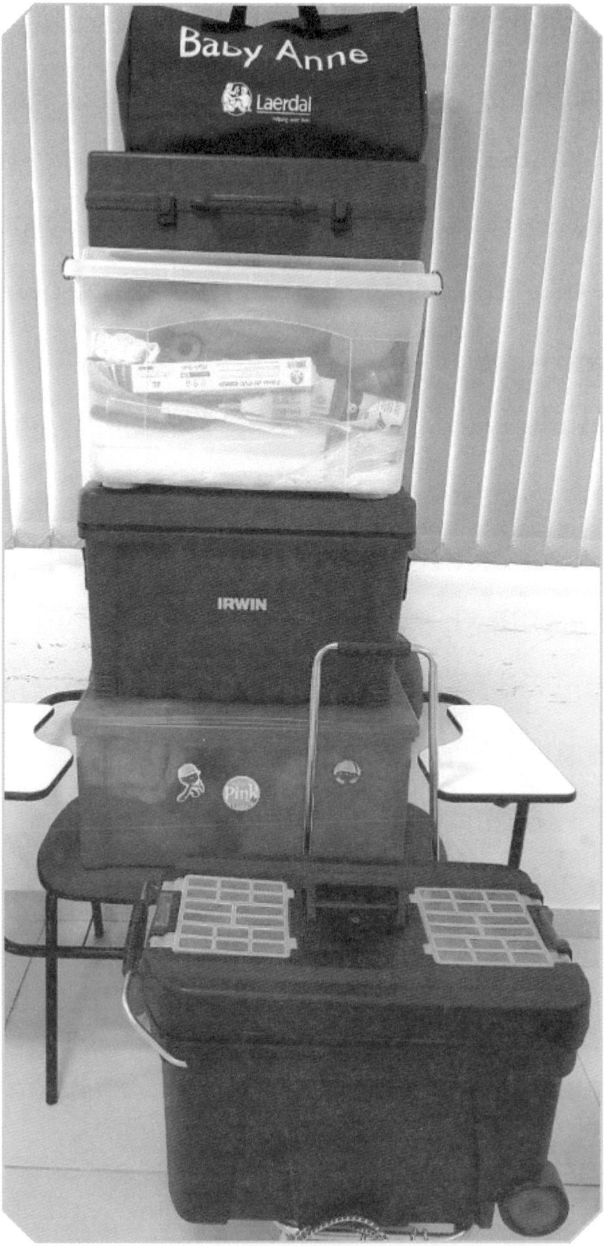
Baby Anne
Laerdal
IRWIN
Pink

Em uma das caixas, 5000 impressos que seriam utilizados nos cursos. Além disso, quatro manequins neonatais, ventilador mecânico, bomba de infusão e todos os itens necessários aos treinamentos de reanimação neonatal e transporte de alto risco.

Em fevereiro de 2018, dava início a minha viagem para a pesquisa de campo.

E assim começavam os 120 dias mais incríveis da minha vida.

NA ESTRADA, DE SÃO PAULO AO PIAUÍ

Destinei 10 dias para atravessar o país, de São Paulo ao Piauí. Não tive pressa para percorrer os quase 3000 km que separam os dois estados. A intenção era aproveitar a viagem, conhecer lugares, paisagens, pessoas e exercitar um pouco de outra paixão, a arte de fotografar.

Encontrei lugares lindos pelo caminho, como Pirenópolis, onde pude me hospedar por 2 dias e conhecer o pequi, prato típico tão apreciado pelos goianos. Desviei alguns trechos da rota e cheguei à incrível Chapada dos Veadeiros. A chuva, no entanto, não permitiu que eu visitasse os principais pontos turísticos dessa cidade.

Fui presenteado, ainda em Goiás, com a terra da grande escritora Cora Coralina, cidade de Goiás Velho, com sua linda e preservada arquitetura, além dos seus deliciosos doces cristalizados.

> "Feliz aquele que transfere o que sabe e aprende o que ensina..."
> (Cora Coralina)

Era a terra natal de uma escritora que conseguiu retratar em poucas palavras todos os meus anseios daquele momento. Transmitir ensinamentos sobre reanimação neonatal àqueles profissionais de saúde do sertão do Piauí era, sobretudo, o meu maior aprendizado de vida.

Visitei o parque estadual de Terra do Ronca, também em Goiás, lugar inóspito, porém de uma beleza espetacular.

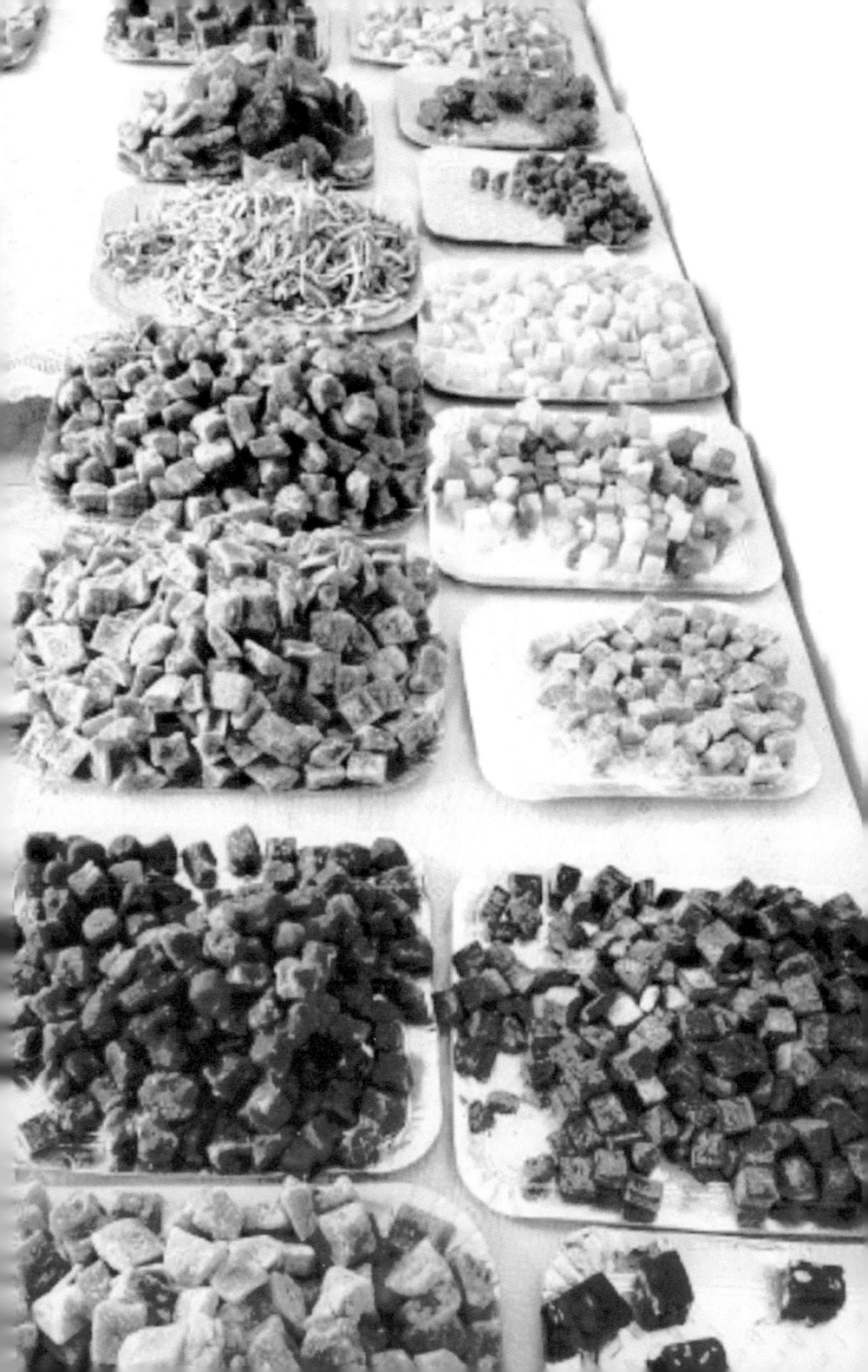

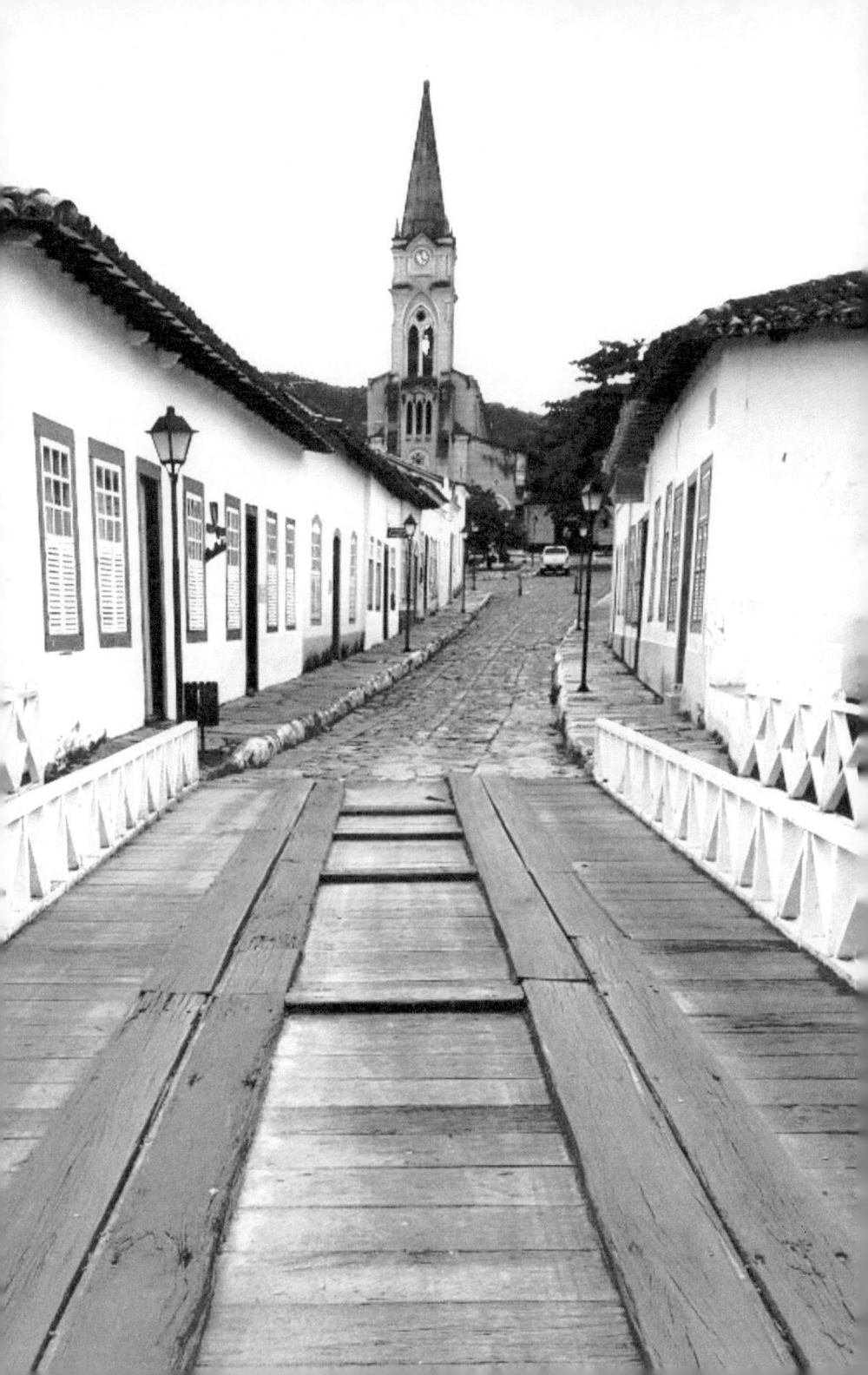

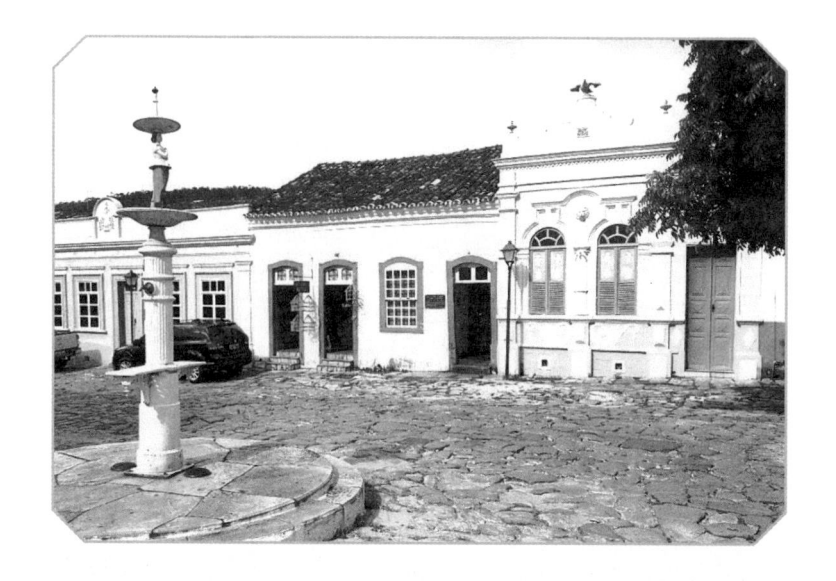

E segui viagem Brasil adentro. Atravessar parte do sertão da Bahia foi como um prenúncio de que o sertão do Piauí já não estava tão longe. Novamente, uma linda paisagem servindo de cenário para a miséria. Novas crianças à beira da estrada acenando para mim, mulheres carregando latas na cabeça, animais magros atravessando a estrada. Era o retrato de um Brasil que muitos se esquivam. Novamente, a personificação das páginas da obra literária de Graciliano Ramos.

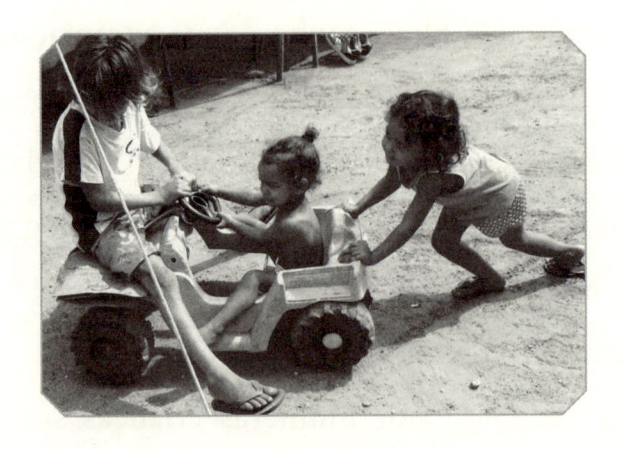

Seguindo pelo sertão da Bahia, uma grata surpresa! Um circo estava sendo montado na cidade de Entroncamento de Santa Rita. Uma estrutura modesta, cujos integrantes eram todos de única família mineira que vivia dentro de um ônibus e viajava por todo o sertão levando alegria àqueles municípios. Os assentos do ônibus eram adaptados como as poltronas da plateia. Quanta genialidade!

Imediatamente fui tomado pelas memórias do "Abril Despedaçado" de Walter Salles, filme ambientado no sertão brasileiro no ano de 1910, baseado em um conto albanês. Quando Tonho, jovem de 21 anos, protagonista do filme, conhece uma encantadora garota de um circo que passa por um vilarejo do sertão, todas as possibilidades de vida se abrem para ele.

Inesquecíveis as imagens do circo cenográfico! Mais inesquecíveis ainda as imagens daquele circo real a minha frente!

Fui recebido por inúmeras crianças sorrindo, que me ofereceram comida, água, permitiram que eu subisse ao palco do circo, me deram aula de malabares e até me fantasiaram de palhaço. Mas o sol começou a se pôr e eu segui viagem. Não pude ficar para o grande espetáculo da noite.

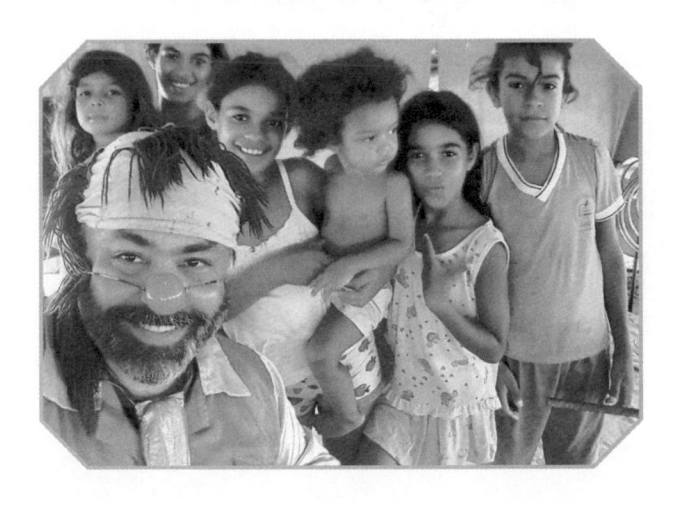

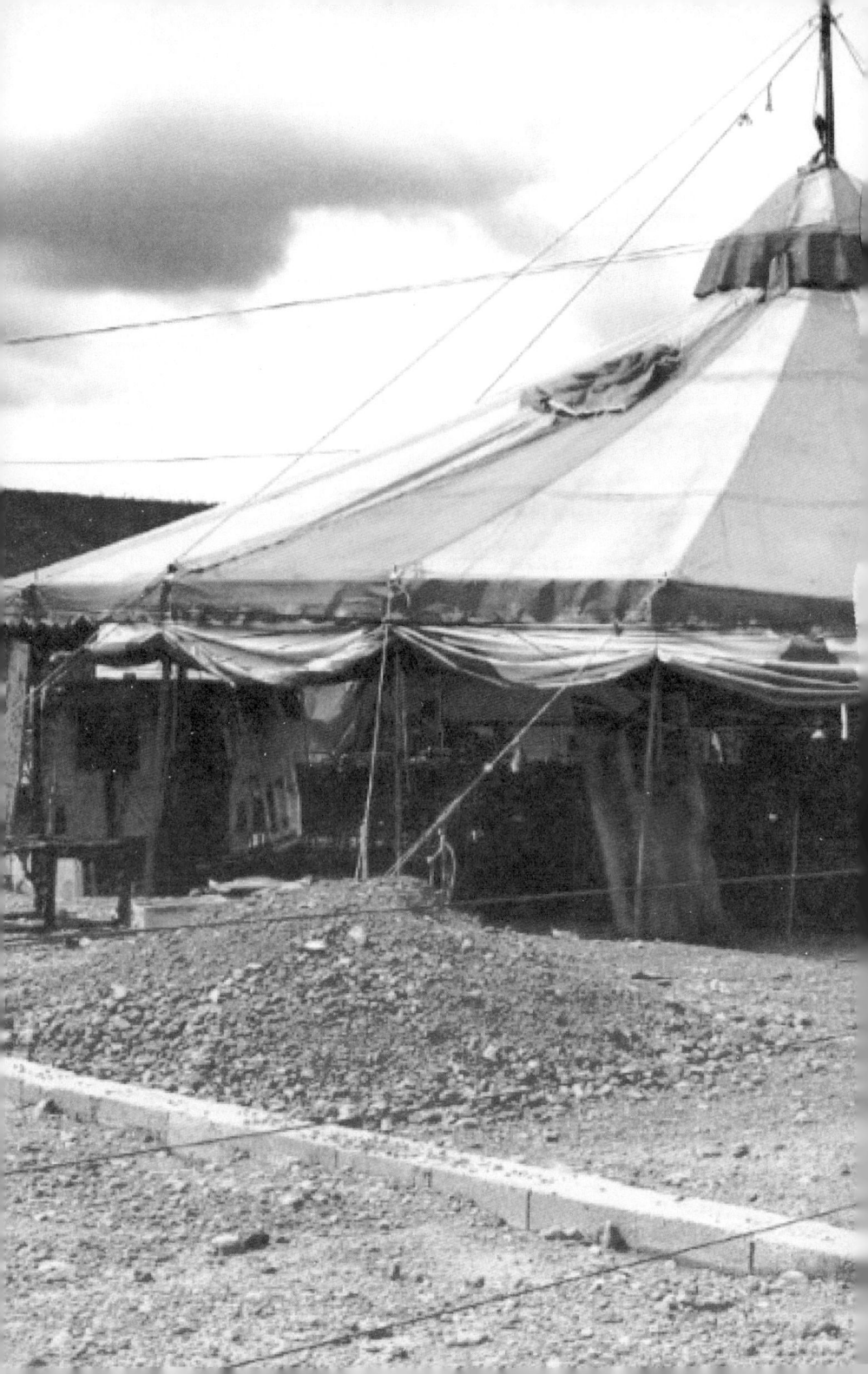

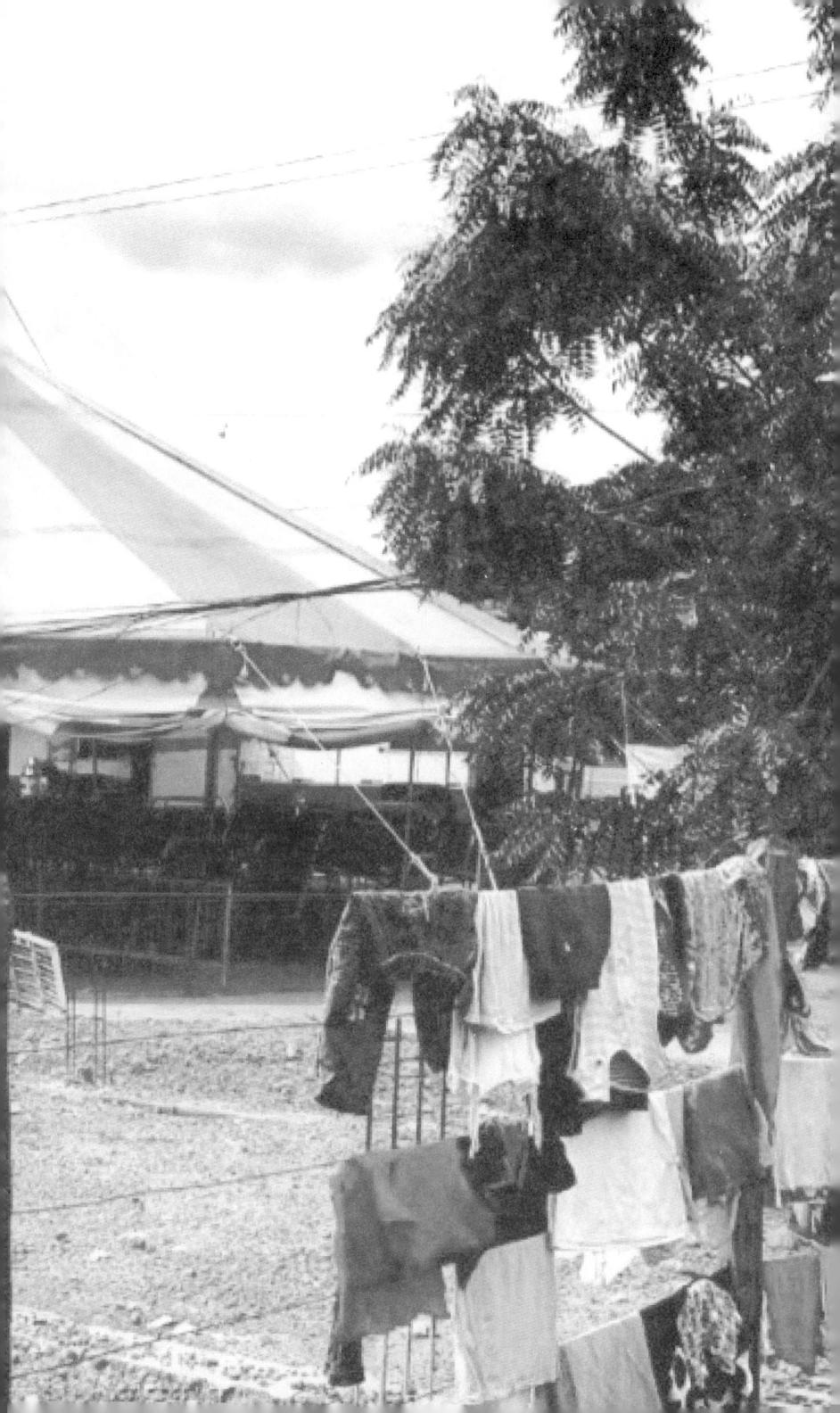

INICIANDO O ESTUDO DE INTERVENÇÃO

Corrente, Bom Jesus, Uruçuí, São Raimundo Nonato e Floriano, nessa ordem, tiveram as salas de parto dos seus hospitais regionais visitadas para o registro da estrutura pré-intervenção.

Em uma breve visita, constatei que em nenhum local da Mesorregião Sudoeste do Piauí era possível reanimar um recém-nascido com itens considerados fundamentais, de acordo as especificações do estudo e com a portaria 371 do Ministério da Saúde.

Pias de mármore, berços de acrílico, mesas de apoio sem aquecimento eram os berços de reanimação. Materiais danificados e sem a mínima condição de uso ocupavam aquelas salas, além das não conformidades encontradas que inviabilizavam qualquer procedimento de uma reanimação neonatal digna.

Em um dos locais visitados, ao perguntar para uma auxiliar/parteira sobre como proceder diante de um recém-nascido com necessidade de ajuda para iniciar a respiração, ela respondeu: "a gente reza e pede ajuda para São Bartolomeu".

Pedi que rezasse para mim. Ela fechou os olhos, juntou as mãos em sinal de súplica e piedade, rezou.

Em um dos trechos da reza, clamou:

"...que a casa que vos entrar não morre mulher de parto nem menino abafado..."

Entendi que o "menino abafado" era o menino asfixiado.

Entendi que ali estava o cerne das asfixias neonatais brasileiras.

Entendi que ali estavam aqueles 4000 bebês mortos ao ano por asfixia duramente citados nos cursos de reanimação neonatal da Sociedade Brasileira de Pediatria.

Entendi que havia muito a se fazer, além dos treinamentos propostos pelo meu estudo de intervenção. Era preciso educar, mas também estruturar.

A partir daí, meu desafio ganhou uma nova dimensão.

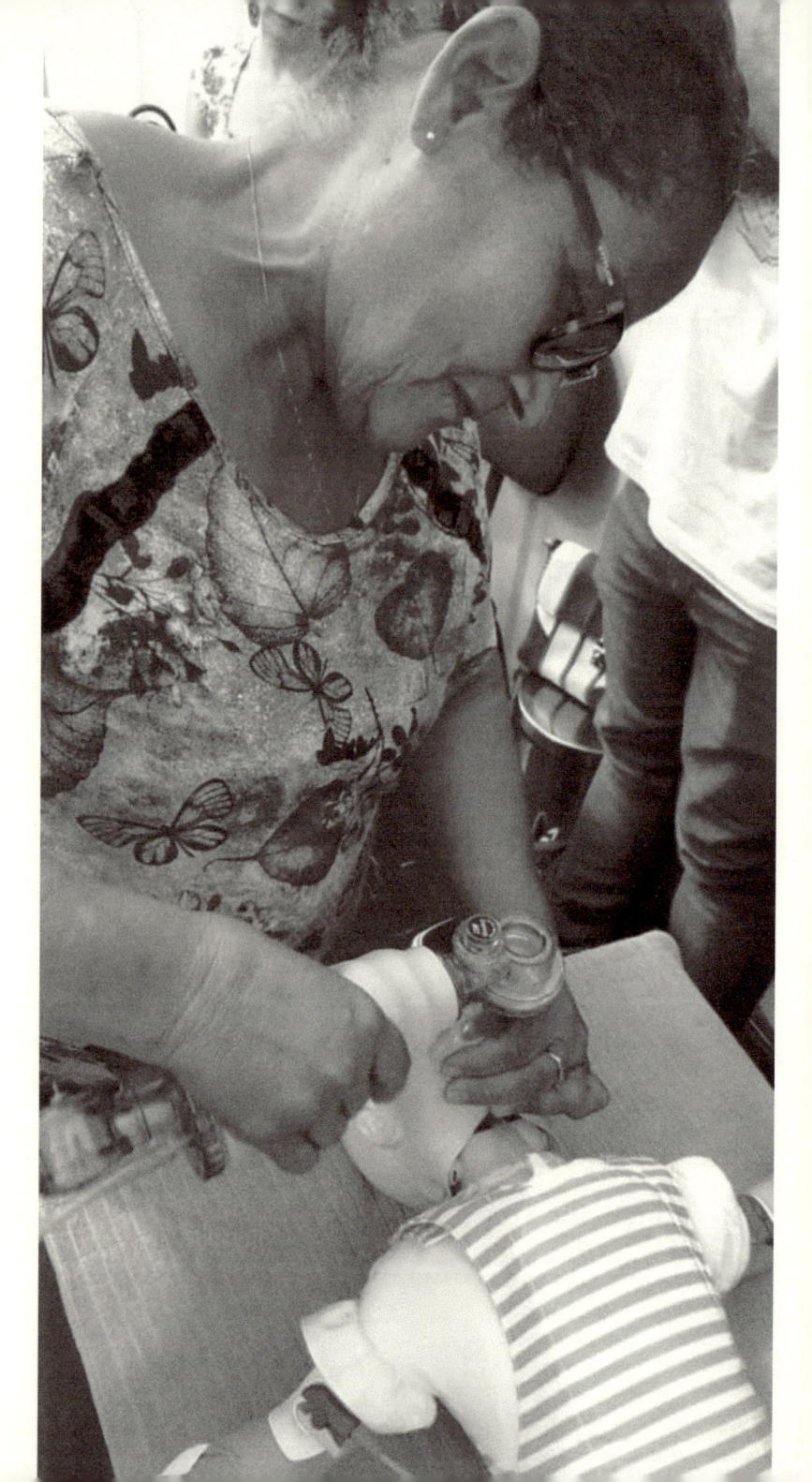

FLORIANO E AS MÃOS QUE SALVAM

Floriano foi o primeiro município em que atuei. Embora pertença à Mesorregião Sudoeste do Piauí, esse município apresenta uma estrutura maior e diferenciada, comparado aos demais, e representa a principal referência para toda a região.

Com população em torno de 60.000 habitantes, concentra o maior número de pediatras da região atuando em salas de parto. Possui uma unidade de terapia intensiva neonatal, uma sede de serviço de atendimento móvel de urgência (SAMU) e grande concentração de profissionais

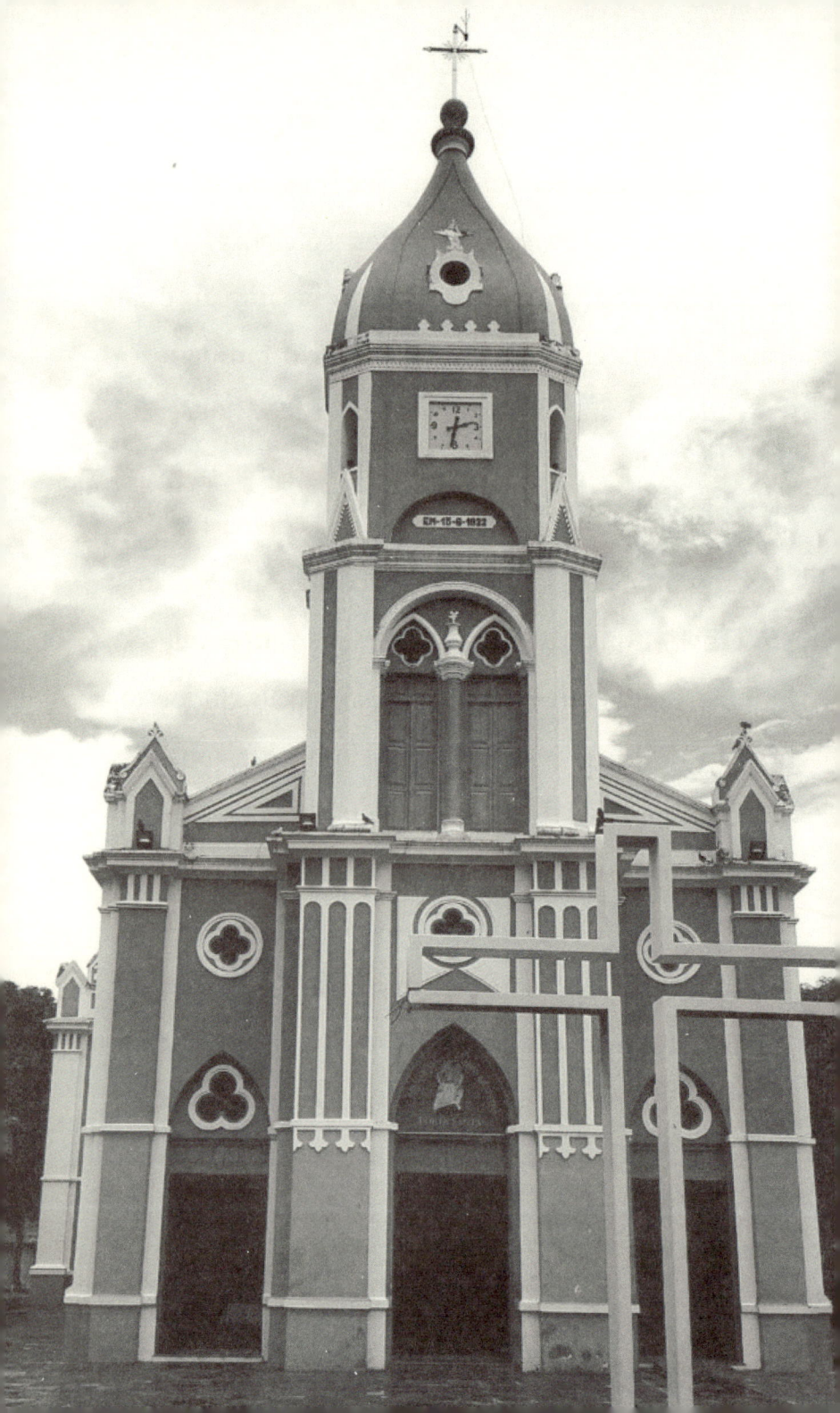

de saúde que recepcionam recém-nascidos em centros de partos normais e centro cirúrgico.

Apesar de toda a sua estrutura hospitalar, o alcance de materiais das salas de parto também foi considerado insuficiente, apenas 39%. Observei que as equipes da UTI neonatal não trabalhavam em parceria com as equipes das salas de parto. "Parecem dois hospitais." Esse foi o comentário de uma enfermeira quando perguntei sobre a inter-relação entre a terapia intensiva neonatal e as salas de parto.

Meyrilene, enfermeira responsável pela educação continuada daquele hospital, foi a responsável por me assessorar durante os quase 30 dias que permaneci nesse município.

Como toda estreia, os primeiros cursos foram marcados por inúmeros imprevistos. Tivemos dificuldades para a escolha da sede dos treinamentos, para adquirir um *data-show* e até para organizar as turmas de profissionais de saúde, conforme as especificações exigidas pelo programa de reanimação neonatal. O primeiro curso, por todos esses motivos, foi cancelado.

No final da tarde desse primeiro dia, Meyrilene me chamou para visitar a estrutura montada. Os cursos foram realizados numa sala de aula de uma faculdade de enfermagem. Tudo minuciosamente organizado para o dia seguinte.

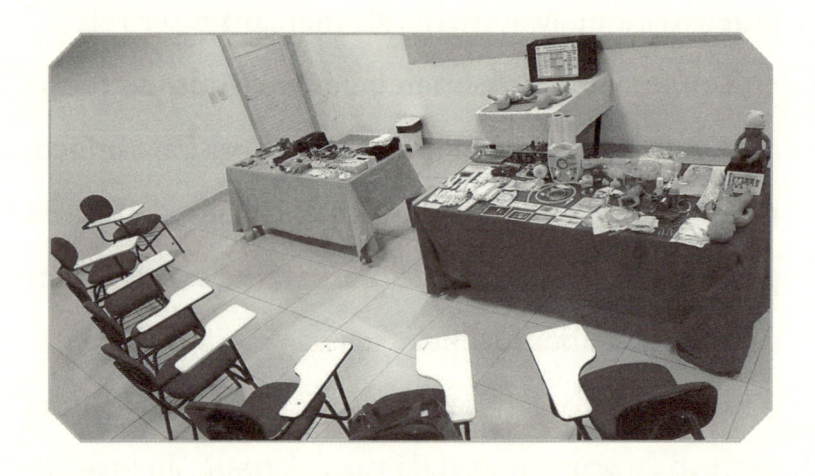

Não demoraram muitos dias para uma nova mudança de estratégia. Foi preciso abrir mais vagas para os treinamentos. A disputa por uma vaga era muito acirrada. Profissionais de saúde de outros setores do hospital, de municípios vizinhos, de municípios distantes, de Teresina e até de outros estados me procuravam em busca de uma vaga. A agenda de cursos precisou ser ampliada. Realizava cursos de segunda a sábado e cursos noturnos divididos em 2 períodos.

O respeito e carinho que recebi da minha melhor assessora, Meyrilene, foi marcante.

Estava sempre ao meu lado cuidando de todos os detalhes dos treinamentos. Na hora do almoço, trazia marmitas do refeitório do hospital para os participantes. Em várias ocasiões, meu almoço foi especial e elaborado pela sua mãe, a Sra. Débora. Conheci pratos regionais como panelada, galinha caipira, sarapatel e mão de vaca. À noite, após os últimos cursos, sempre me ajudava a reorganizar os materiais dos treinamentos e me levava para saborear um creme de cajá em uma lanchonete.

A adesão dos profissionais de Floriano foi surpreendente. Fui procurado por vários médicos obstetras interessados nos treinamentos.

Conheci auxiliares de enfermagem cuja dificuldade para leitura e escrita impossibilitaram a certificação pelo programa de reanimação. No entanto, saíam felizes dos treinamentos por terem tido a oportunidade de ventilar os manequins neonatais com balão sob máscara.

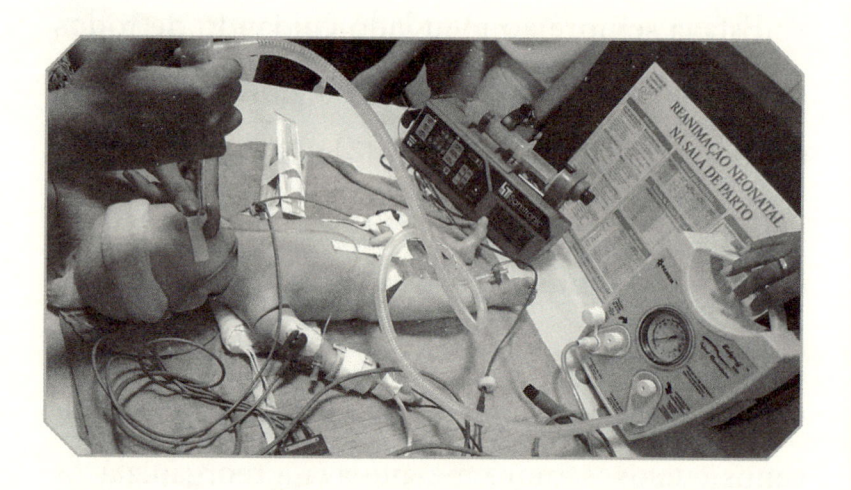

Conheci pessoas que apresentaram excelentes desempenhos nos treinamentos e que demonstraram imensa satisfação e motivação quanto à assistência aos recém-nascidos nas salas de parto. Eu sempre era procurado no dia seguinte e era informado que a estruturação das salas de parto havia melhorado desde a minha chegada ao município.

Durante o primeiro curso de transporte de alto risco, destinado aos profissionais do SAMU, recebemos uma equipe de reportagem da Rede Globo local. A equipe realizou uma linda matéria que foi veiculada em estados do Nordeste e replicada pelo site da Sociedade Brasileira de Pediatria.

Enquanto eu seguia firme com os treinamentos no sertão do Piauí, do outro lado do país, em Foz do Iguaçu, Paraná, acontecia o Simpósio Internacional de Reanimação Neonatal. No primeiro dia do evento, fui surpreendido por dezenas de mensagens de amigos neonatologistas que assistiam a uma aula da Profa. Dra. Maria Fernanda. Todos fotografaram o exato momento em que ela falava sobre esse estudo projetando um mapa da Mesorregião Sudoeste do Piauí para uma plateia repleta de médicos instrutores de todo o país. Senti muito orgulho e emoção por isso.

Em um raro dia de folga, atravessei uma ponte que separa Floriano do Estado do Maranhão e percorri cerca de 200 km pelas estradas daquele estado. A pobreza do lado de lá não se mostrou diferente. Lembrei-me dos dados estatísticos que apontam o Maranhão como o estado com maior coeficiente de mortalidade neonatal precoce do país. Por tudo o que vi, meu desejo foi transpor os limites da ponte e levar os treinamentos até os maranhenses. O delineamento do estudo, no entanto, não permitia essa missão, mas minha esperança pela replicação do modelo implantado no sertão do Piauí se renovou.

Retornando a Floriano pelas estradas do Maranhão, avistei uma criança muito pequena brincando sozinha numa trilha entre arbustos secos e pedras. Parecia arrastar um carrinho de brinquedo com um barbante. Parei o carro e tentei me aproximar. O carrinho de brinquedo era um pedaço de pau amarrado a uma corda. Próximo àquela trilha, uma casa que parecia abandonada e um senhor sentado à sua frente. Era o avô daquela criança. Ele me contou que viviam sozinhos naquele lugar. Seu filho, ainda menor de idade, havia lhe dado um neto e, logo após, desaparecido. A simplicidade e o carinho daquele avô e o seu neto me causaram muita emoção. Percorremos as imediações da casa enquanto ele me contava histórias de uma realidade muito dura que me causou desalento. Eles viviam à margem daquela estrada e muitas vezes faltava até comida. Um cachorro muito debilitado e ainda filhote nos perseguia.

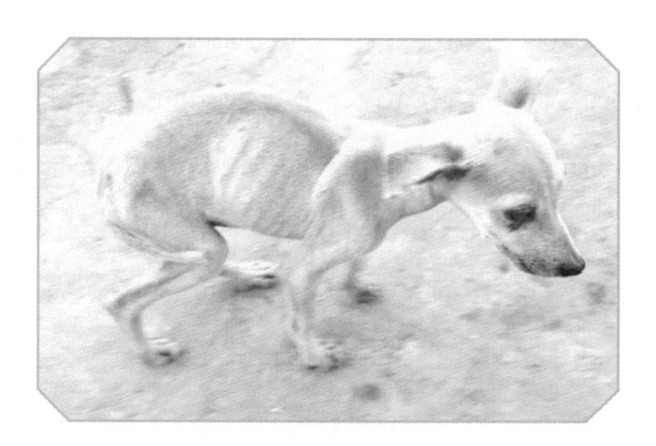

Voltei para Floriano e não consegui esquecer o semblante daquela criança e daquele cachorro.

Alguns dias depois, em outro momento de folga, fui ao comércio da cidade e comprei algumas caixas de leite, pacotes de biscoito, peças de roupas, duas cestas básicas, um pacote de ração canina e um lindo carrinho de brinquedo. Meyrilene, sempre ao meu lado, me ajudou na escolha dos presentes.

Voltei àquela casa e fui novamente recebido com um sorriso encantador daquela criança e gestos de muita alegria e gentileza daquele avô. Ele, em agradecimento, me ofereceu algumas frutas colhidas no terreiro e alguns ovos de galinha caipira.

A alegria daquela criança abrindo os presentes aqueceu meu coração e me fez viajar chorando até o hotel onde me hospedava em Floriano.

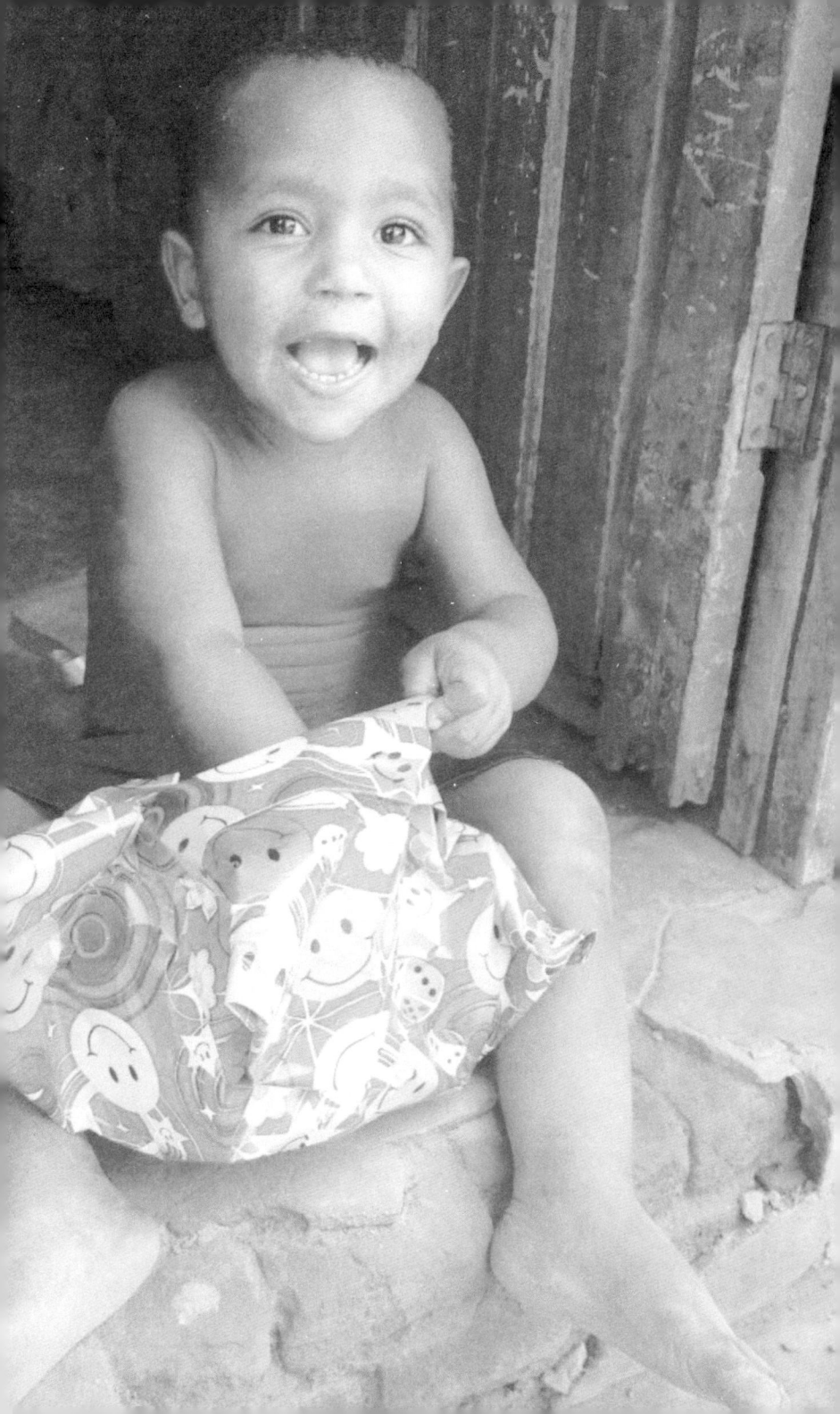

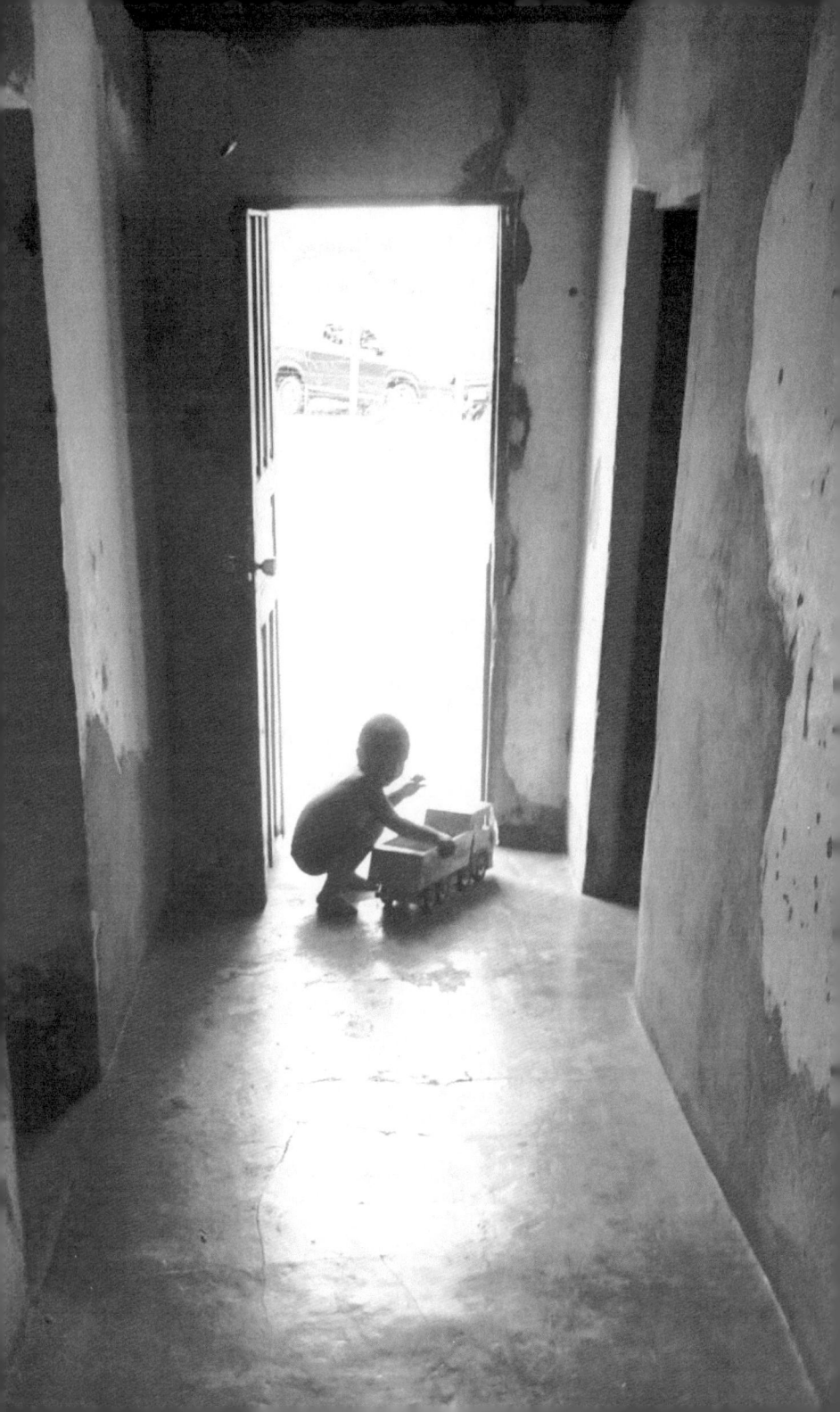

Uma das metas desse estudo foi estimular a formação de novos instrutores de reanimação neonatal pela Sociedade Brasileira de Pediatria por meio da regional do Piauí. Durante o estudo de intervenção realizado em Floriano, três médicos pediatras sentiram-se motivados após serem certificados pelos treinamentos realizados. Encaminhados à coordenação regional do programa de reanimação, tornaram-se instrutores credenciados.

Assim, plantamos uma semente na Mesorregião Sudoeste do Piauí. Acredito no potencial dos profissionais credenciados e continuarei alimentando a esperança de um dia ver o crescimento desse estudo por meio da disseminação de conhecimentos em reanimação neonatal pela atuação desses novos instrutores.

Um dos obstetras treinados me contou que também atuava como médico em um município do Estado do Maranhão, em São João dos Patos. Relatou as inúmeras dificuldades da assistência dos recém-nascidos daquele local e se mostrou muito motivado a replicar os conhecimentos que havia adquirido.

Da mesma forma, um pediatra de Floriano, que mais tarde se tornaria instrutor do programa de reanimação local, demonstrou muito interesse em treinar profissionais de saúde de outro município do Piauí, localizado em região que não pertencia ao banco de dados geográficos para o delineamento do nosso estudo, Oeiras (primeira capital do Estado do Piauí).

Assim, fui percebendo que a melhora da assistência neonatal em salas de parto, aos poucos, avançaria para locais muito além do delineamento da Mesorregião Sudoeste daquele estado.

Todo o trabalho realizado registrou 164 treinamentos em Floriano, envolvendo médicos, enfermeiros, auxiliares/técnicos de enfermagem e fisioterapeutas.

O meu último dia em Floriano foi marcado por um delicioso jantar em um restaurante da cidade. Quase todos os participantes organizaram uma linda despedida.

Voltei para o hotel com um sorriso no rosto, com a melhor sensação de dever cumprido e com mais energia e disposição para, no dia seguinte, partir para o segundo município do estudo.

SÃO RAIMUNDO NONATO, RAZÃO E COMPAIXÃO

Com aproximadamente 32 000 habitantes, São Raimundo Nonato está distante 600 km da capital Teresina e possui o sítio arqueológico mais importante do Brasil, o parque nacional Serra da Capivara, que reúne pinturas rupestres de mais de 25 mil anos.

No complexo comercial da Serra da Capivara, conheci as incríveis cerâmicas produzidas por artesãos, cuja produção é destinada a um mercado muito consolidado de exportação para países da Europa, como Itália e Espanha, e países da América do Norte. Visitei a principal fábrica de cerâmica daquele local e tive o privilégio de produzir um vaso com o auxílio de um artesão-instrutor.

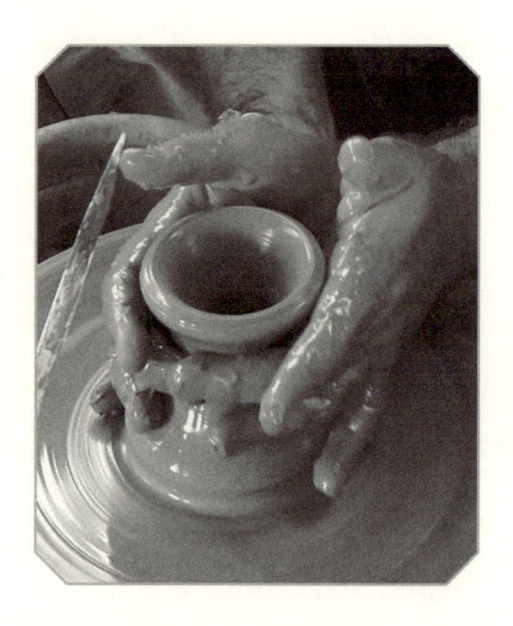

A estrutura da sala de parto do único hospital público desse município, assim como os demais locais do estudo, mostrou-se muito deficiente. Foram encontrados apenas 30% dos materiais necessários à reanimação de um recém-nascido e apenas um pediatra atuante.

Os treinamentos foram organizados na área administrativa da Unidade de Pronto Atendimento (UPA) do município.

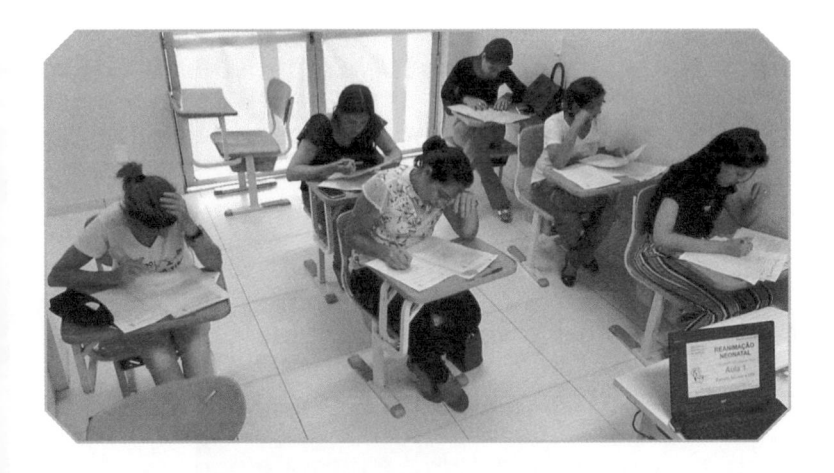

A distribuição de apostilas contendo as diretrizes do programa de reanimação neonatal foi muito efetiva nesse local e a organização dos grupos de profissionais para os treinamentos foi muito bem administrada pela direção do hospital.

Novamente registramos uma procura muito grande por vagas e a necessidade de cursos noturnos e aos finais de semana.

Em um dos treinamentos de transporte de alto risco, autorizei a participação de quatro enfermeiros que atuavam no SAMU aéreo, cuja base estava localizada em Teresina. Esse grupo, após receber informações sobre os cursos de transporte, viajou 600 km pelas estradas do sertão exclusivamente para ser treinado.

Em conversa com esses participantes, pude perceber grande deficiência relacionada às normatizações de um transporte de recém-nascidos de alto risco. Desse modo, estendi o convite para a realização do curso a toda a equipe do SAMU aéreo, mas não obtive retorno da coordenação desse serviço manifestando interesse pelos treinamentos.

Assim como havia acontecido em Floriano, fui procurado por enfermeiros de inúmeros municípios vizinhos em busca de uma vaga nos treinamentos. Era impossível negar conhecimento, e assim o N do estudo crescia.

Com todas as vagas para os treinamentos preenchidas e uma confusa lista de espera, fiquei imensamente triste ao receber a informação que uma equipe do município do São João do Piauí formada por 5 médicos, 5 enfermeiros e 11 técnicos de enfermagem tentava negociar alguma vaga por meio de contatos pela secretaria de saúde e direção de uma maternidade municipal. No meu celular, a seguinte mensagem:

"Pelo amor de Deus, ajude São João do Piauí! Nosso hospital é até mais carente que São Raimundo. A gente precisa aprender alguma coisa. Qualquer coisa que o senhor consiga oferecer pra gente!".

Recebi a mensagem num final de tarde, após finalizar um treinamento. Dirigi até a parte mais alta da cidade onde se localizava uma imensa cruz em um mirante. Lá de cima era possível visualizar o sertão contornando todo aquele município. Fiquei imaginando, naquele momento, para qual lado se localizava São João do Piauí. E nunca me senti tão impotente.

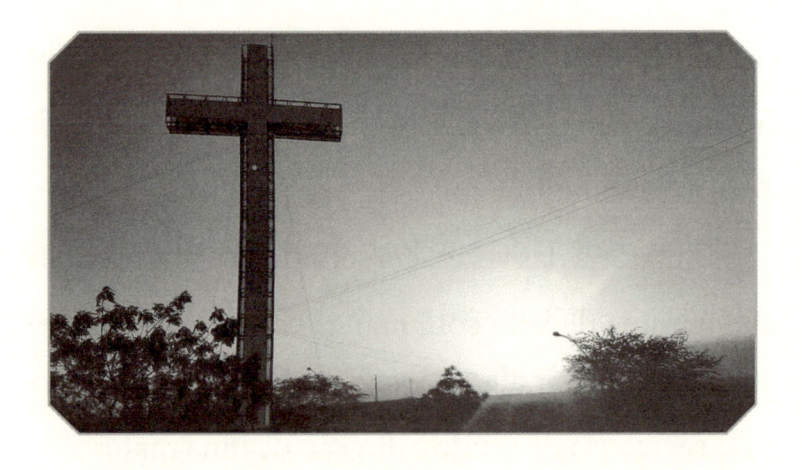

O envolvimento dos enfermeiros obstetras foi muito marcante.

A maioria mostrou muito interesse pelo programa de reanimação neonatal, apresentou excelentes desempenhos nos treinamentos e contribuiu diretamente para a rápida melhora da estrutura da sala de parto.

Pelas manhãs, os intervalos dos treinamentos eram sempre marcados por bons momentos de integração entre mim e as equipes. Nesses momentos, apesar do assédio dos participantes por mais informações sobre reanimação e relatos de casos tristes vividos por eles em salas de parto, era o momento para um delicioso lanche num refeitório muito simples daquela unidade de pronto atendimento.

Na maioria das vezes, era servido cuscuz com café ou vitamina de leite com manga coletada de árvores que ficavam nas imediações do hospital. Tudo muito simples, mas de uma sofisticação que encantava.

Passada a timidez inicial dos participantes, naquele momento, todos demonstravam leveza e alegria. Eu ouvia histórias engraçadas, conversava com o pessoal que trabalhava na cozinha e até fazia breves consultas médicas sobre assuntos diversos da pediatria.

Em uma ocasião, uma cozinheira me perguntou se não poderia participar dos treinamentos. "O pessoal gosta muito! Deve ser muito importante todo esse ensinamento que vem de São Paulo!". Respondi que era tão importante quanto o carinho que ela demonstrava ao preparar aquelas refeições.

Nesse momento, ganhei o abraço mais afetuoso de toda a minha passagem por São Raimundo.

Em outra ocasião, uma funcionária da limpeza pediu permissão para uma *"selfie"* no estacionamento do hospital. Disse que todos estavam adorando os cursos e também manifestou o desejo de participar. "Eu sempre trabalhei na limpeza, mas tenho vontade de ser enfermeira!"

Tentei incentivá-la de alguma forma. A imagem no celular havia ficado muito escura. Contornamos o hospital até um local com melhor luminosidade, refizemos a *"selfie"* com a câmera do meu celular e enviei a imagem para ela. Soube, no dia seguinte, que a imagem estava fazendo sucesso nas redes sociais daquela futura enfermeira.

Conheci um jovem médico com grande potencial de aprendizado. Formado há 2 anos, havia mudado para uma cidade distante uns 100 km de São Raimundo e, ao saber dos treinamentos, buscou uma vaga nos cursos sem tomar conhecimento de uma disputada lista de espera.

Não havia, naquele momento, previsão de agendamento para cursos destinados a médicos. Permiti, então, que ele assistisse a um curso de reanimação neonatal destinado somente à enfermagem, mesmo sabendo que naquele momento eu estava violando as normas do programa de reanimação, afinal, grupos de médicos são treinados em um curso cujo conteúdo é exclusivo.

Ao finalizar, repassei rapidamente para ele todo o conteúdo do curso médico dando ênfase a procedimentos como intubação e outras discussões mais avançadas. Realizamos também simulações de intubação e cateterismo umbilical. Dessa forma, pude cumprir todo o cronograma exigido para os treinamentos médicos. Considerei justo certificá-lo pelo programa de reanimação.

Naquele momento, foi impossível negar ajuda a um médico tão interessado em adquirir conhecimentos em reanimação neonatal.

"A gente não sabe o que fazer quando nasce um menino ruim! Já morreu menino no meu plantão."

Foi impossível agir diferente diante do desabafo.

Mesmo em poucas horas, o jovem médico quis abraçar todos os conteúdos da Neonatologia. Perguntas sobre antibioticoterapia, transporte de alto risco, desconforto respiratório, hipoglicemia, icterícia neonatal e tantos outros assuntos. Tínhamos pouco tempo. Eu precisava descansar algumas horas no hotel, pois reiniciaria novo treinamento para enfermagem à noite e ele precisava voltar para a sua cidade.

A saída que encontrei para um final feliz dessa história foi presenteá-lo com um manual de condutas em Neonatologia que eu sempre carregava no meu carro. Foi como presentear uma criança de quatro anos com um carrinho de brinquedo.

Ele vibrava de alegria.

Eu estava diante de um médico com a alma de pediatra.

Um ano depois, quando voltei à cidade para a coleta de dados, ele, ao saber da minha chegada à cidade, ligou no hotel com a mesma intensidade e alegria de antes. Contou que havia ventilado alguns bebês em apneia e que era a referência da cidade para cateterismo dos bebês.

Contou ainda sobre um plano de comprar alguns materiais para melhorar a estrutura da sala de parto do seu município.

Quantos valores pude observar nesse jovem médico.

Mesmo não sendo pediatria associado da Sociedade Brasileira de Pediatra, identifiquei nesse colega de profissão grande potencial para se tornar um instrutor de reanimação referenciado para aquela região tão carente. Não pude, no entanto, indicá-lo à coordenação regional devido ao regimento do programa de reanimação.

Em um momento de folga, peguei um trecho de estrada e dirigi até o município Canto do Buriti. Foi inevitável parar o carro em frente a um estabelecimento chamado Cebola`s Bar.

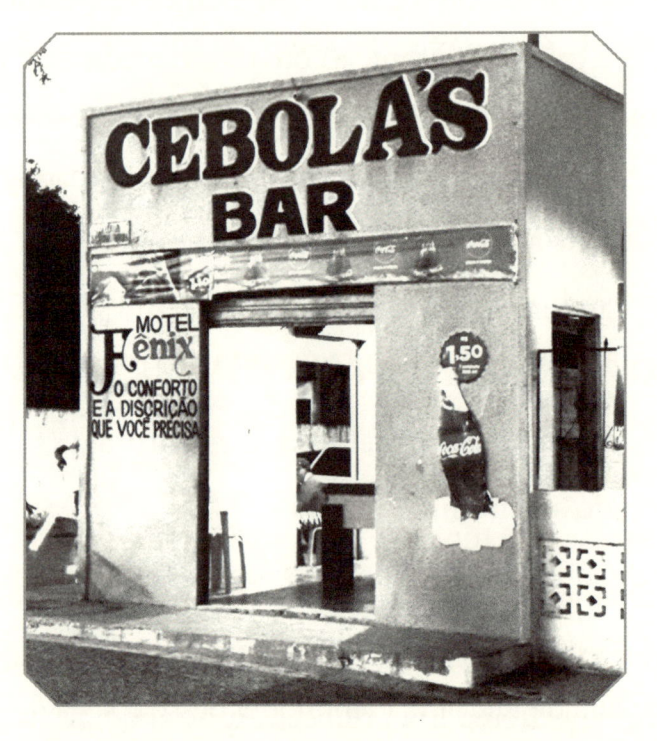

A irreverência daquele nome me causou risos. Estacionei o carro a poucos metros dali e segui andando até aquele bar. Ao tentar atravessar uma rua, percebi que uma galinha tentava me intimidar ameaçando me atacar com aquele bico tão afiado. Percebi que, à medida que eu acelerava o passo, ela também o fazia, sempre emitindo um cacarejo que começou a me causar pânico.

Naquele momento, eu me sentia perseguido, tal qual a ave do conto "Uma galinha", de Clarice Lispector. No conto, a galinha, ofegante e com muito medo de ir para a panela, corria desesperada pelos telhados e terreiro da casa. Agi da mesma forma e, muito ofegante, após sair em disparada, me abriguei no Cebola`s Bar.

Após tomar uma garrafa de água, me recuperar do pânico e ter a absoluta certeza de que aquela galinha havia me esquecido, voltei para o meu carro e retornei a São Raimundo.

Tive a oportunidade de contar com a participação do diretor do hospital, Sr. Rogério, formado em Administração de Empresas. A sua participação como ouvinte foi de extrema importância. Após entender toda a logística aplicada a uma sala de parto, motivou as equipes, exigiu resultados, efetuou a compra de insumos neonatais de fundamental importância à reanimação e se comprometeu a preservar todo o trabalho realizado.

E quanta sensibilidade e envolvimento desse gestor! Em um dos cursos para enfermagem, reprovei duas alunas cujo comportamento durante as aulas não estava de acordo com as normas do programa. Dias depois, em um momento de folga, encontrei o Sr. Rogério na padaria da cidade. Numa conversa informal, ele me fez um pedido: "estou preocupado com as duas enfermeiras reprovadas. Como vou exigir resultados de toda a equipe, preciso exigir que elas também sejam certificadas. Por favor, dê uma segunda chance!".

Diante de todo o comprometimento daquele gestor, eu não poderia agir diferente. As enfermeiras retornaram ao local dos treinamentos, realizaram novamente o curso, apresentaram excelente rendimento e foram certificadas pela Sociedade Brasileira de Pediatria.

Durante os cursos de reanimação realizados, a necessidade e a importância da estabilização de um recém-nascido nos primeiros 60 segundos de vida eram discutidas com muita ênfase.

A frase instituída pelo programa de reanimação: "de cada dez recém-nascidos ventilados, nove melhoram apenas com balão e máscara e não precisam de outros procedimentos de reanimação" era exaustivamente repetida. Uma boa atuação nos primeiros 60 segundos de vida do recém-nascido era a maior aposta para a redução das mortes por asfixia.

Surgia a ideia da toalha amarela compondo a Mesa do Minuto de Ouro.

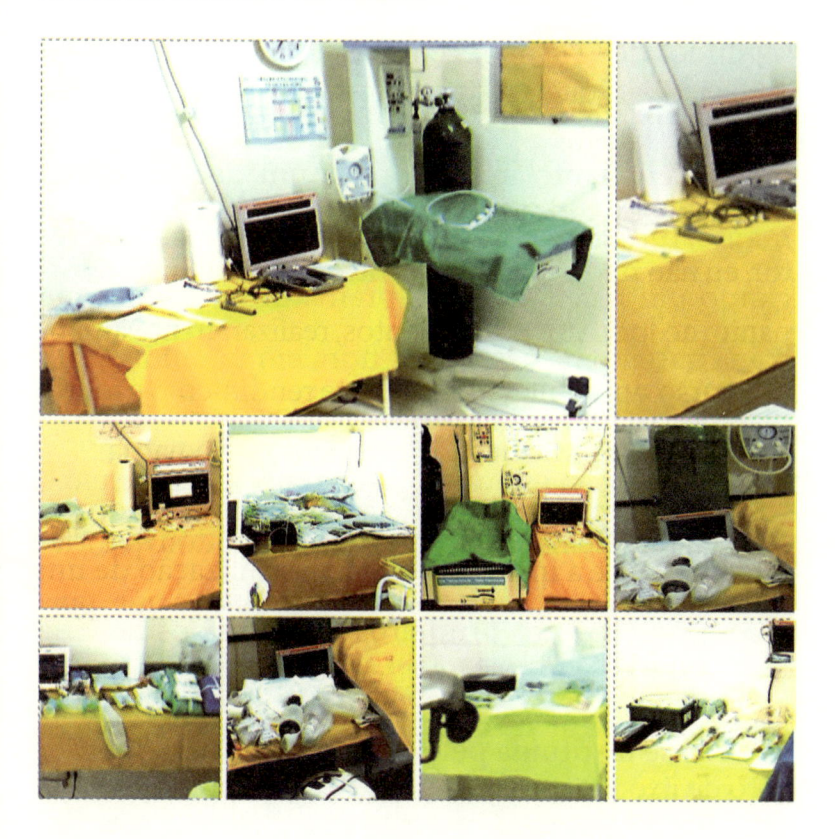

Como forma de estimular as equipes responsáveis pela assistência neonatal, as mesas das salas de parto passaram a ser forradas com uma toalha amarelo-ouro simbolizando um momento de extrema importância: a transição da vida intrauterina para a vida extrauterina. E assim, todos os participantes firmavam um acordo de preservação dos primeiros 60 segundos de vida do recém-nascido.

Em um dos momentos mais críticos dessa trajetória, enquanto iniciava mais um dia de treinamento, fui surpreendido por uma enfermeira carregando um recém-nascido prematuro extremo que havia nascido há cerca de 1 hora em um município distante 70 km, em Fartura.

A enfermeira estava de plantão nesse município e já havia sido treinada por mim. Ela me contou que a família já havia aceitado a condição de óbito e que, portanto, levaria o corpo para ser sepultado. A enfermeira, ao perceber alguma vitalidade, enrolou o bebê em um saco de lixo azul e viajou até o local do curso.

Até aquele momento, a estrutura do hospital ainda não havia sido montada. Interrompi o treinamento, peguei parte dos meus materiais utilizados nas simulações e realizei uma reanimação avançada naquele prematuro com 29 semanas de gestação e peso de 1100 gramas.

Não havia um local adequado para reanimar aquele bebê. Corri até a sala de emergência e utilizei uma cama hospitalar de adultos. Para intubá-lo, precisei ajoelhar no chão. Cerca de 15 pessoas estavam a minha volta observando os procedimentos e demonstrando muita euforia e emoção.

Após ser intubado, ventilado e cateterizado com uma sonda para infusão de expansor de volume, evoluiu com melhora da cor e frequência cardíaca.

Ao apresentar algum movimento ocular, alguém disse: "Oh, Doutor, ele abriu os olhos! O bichinho quer viver! Salve esse pobrezinho, pelo amor de Deus!".

Ainda ajoelhado, fechei os olhos por alguns segundos e tentei controlar a emoção. Eu precisava demonstrar equilíbrio e força. Eu não podia decepcionar aquela equipe tão ávida por conhecimento. Rezei em silêncio.

Após calibrar um ventilador portátil da sala de emergência de adultos, instalei uma ventilação mecânica no bebê e acionamos o serviço de SAMU aéreo.

A aeronave pousou no município quatro horas depois da reanimação. Organizei os relatórios médicos, estabilizei o bebê, orientei a equipe de transporte, fiz contato telefônico com uma equipe de UTI neonatal e a transferência foi realizada para a maternidade pública Evangelina Rosa, a maior maternidade de Teresina. Após 20 dias da transferência, fui comunicado que o bebê havia falecido.

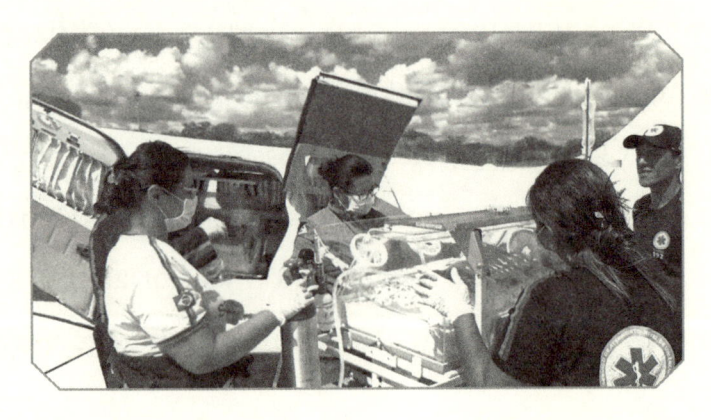

Foi impossível continuar o treinamento após a reanimação desse bebê. Voltei para o hotel e permaneci em silêncio. Pensei em desistir por alguns instantes, mas não sucumbi.

No dia seguinte, viajei até o município de Fartura. Eu queria entender toda a trajetória percorrida por aquele bebê em função da vida.

A pobreza se intensificava à medida que eu me afastava de São Raimundo. Percorrendo aquelas imediações, conheci alguns cemitérios clandestinos. Era o destino daquele bebê reanimado.

Naquele momento, percebi o quanto se torna impossível ser unicamente pesquisador em um campo de pesquisa como aquele. O pesquisador buscava a razão, mas meu lado médico chorava de compaixão.

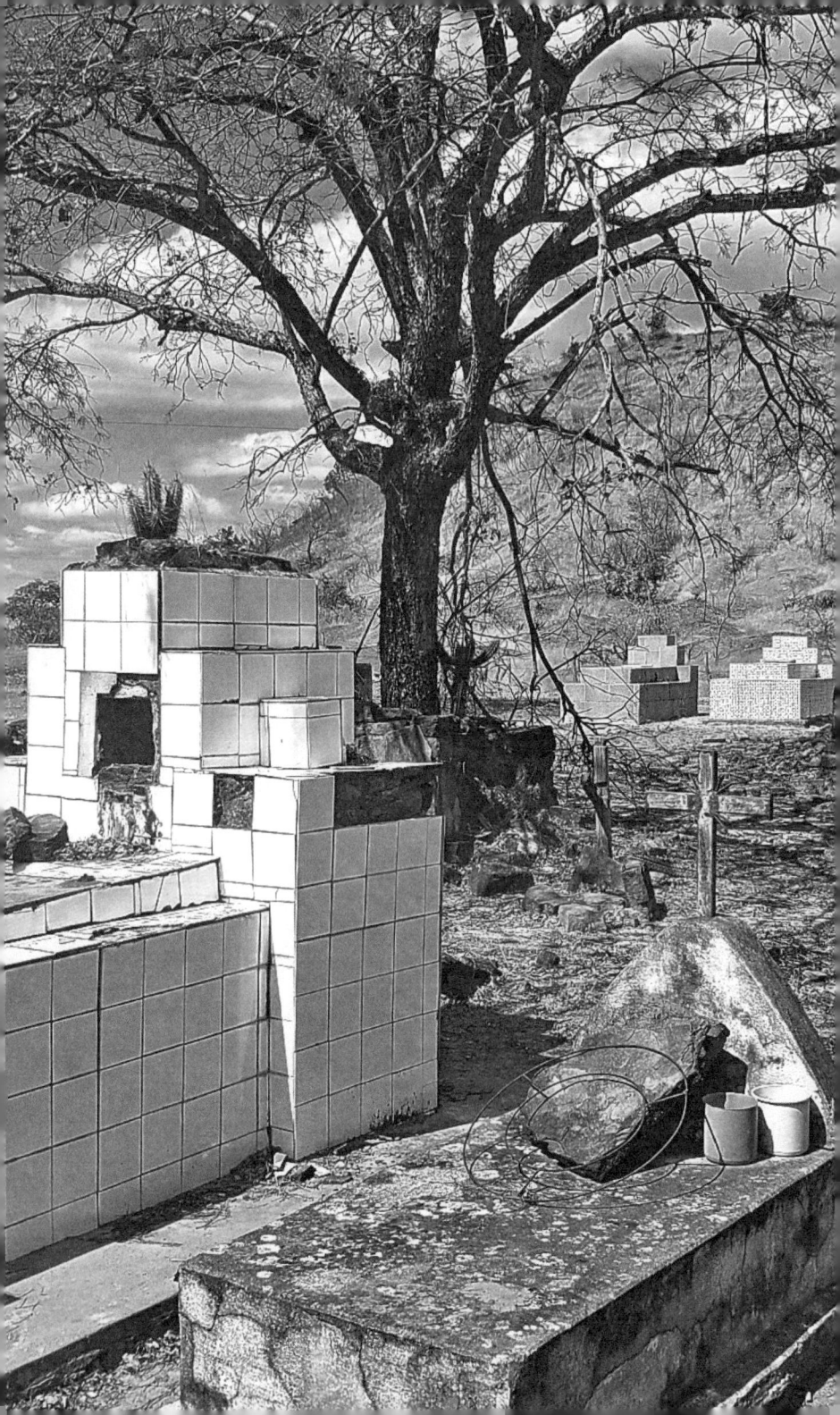

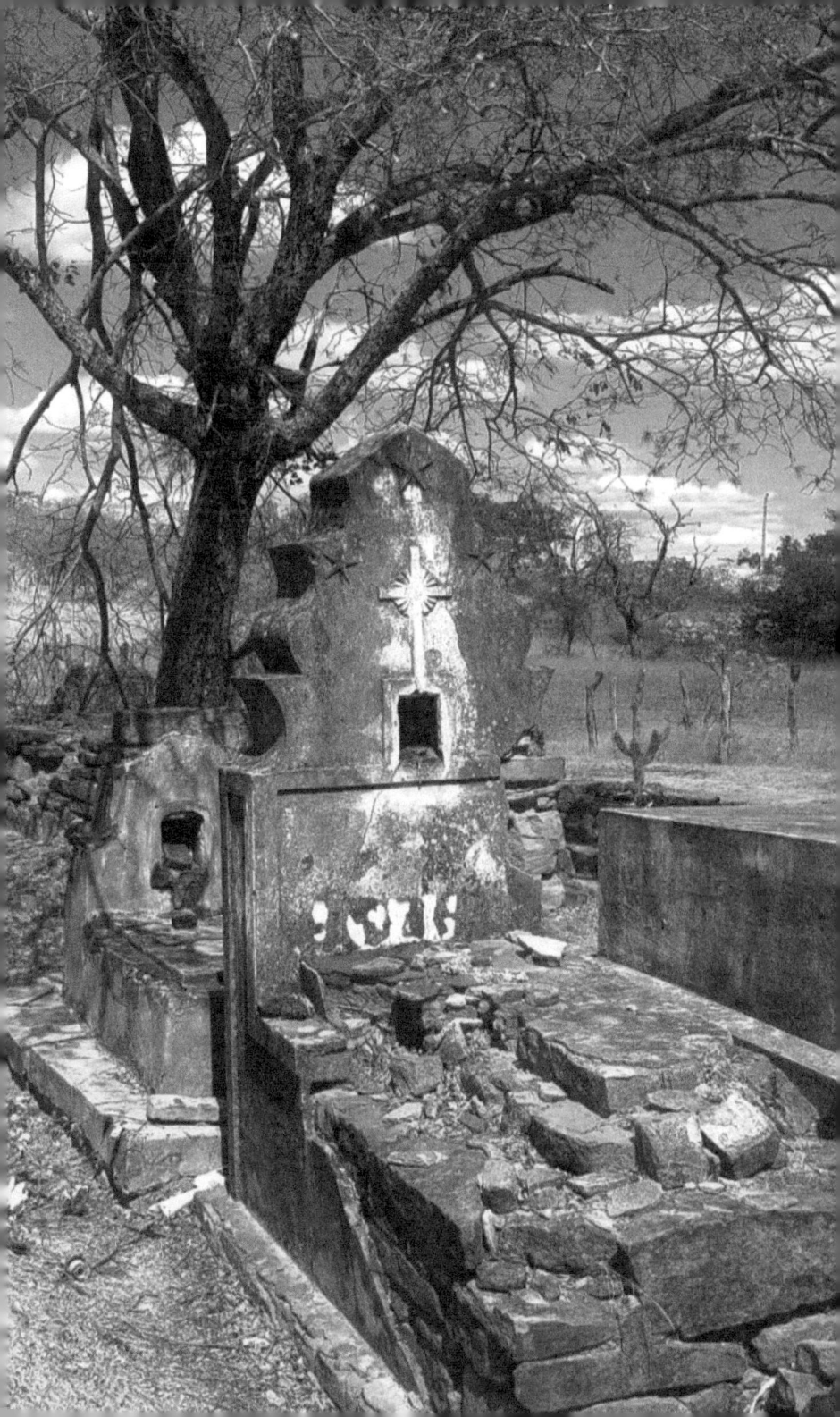

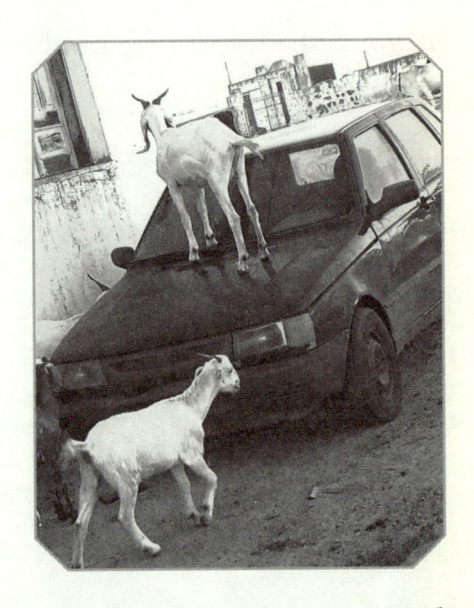

E assim se passaram os dias. Cursos lotados, participantes motivados, rendimentos surpreendentes.

Em visita à sala de parto para discutirmos as adequações, fui novamente surpreendido por outra emergência. Um recém-nascido banhado em mecônio nasceu de parto vaginal em péssimo estado. Ainda não havia uma sala organizada e os meus materiais dos treinamentos estavam distantes numa sala da UPA. Nesse momento, realizei a pior reanimação possível, com cânula pediátrica (inadequada para um recém-nascido), balão danificado, nenhuma monitorização, nenhuma droga. O bebê morreu diante de todos nós (médico obstetra e toda a equipe de enfermagem presente).

Após constatar o óbito, precisei de mais um dia em silêncio. Novamente, o médico chorava diante da razão do pesquisador.

A morte daquele bebê, por alguns instantes, representou, para mim, o fim daquele projeto. Era como se eu não tivesse mais forças para continuar.

Comuniquei a todos participantes que a agenda de treinamentos seria temporariamente cancelada. Pensei em voltar a São Paulo para alguns dias de descanso e reflexão.

Valdenildes, enfermeira obstetra, no entanto, foi a responsável, neste momento, por salvar o projeto.

Val me procurou no saguão do hotel onde me hospedei. Naquele momento, ela pouco falou. Apenas se disponibilizou a ouvir. Olhou fixamente dentro dos meus olhos e me abraçou! Chorei e pude extravasar toda a emoção que sentia naquele momento.

E, assim, renovei as esperanças e me senti forte para dar continuidade a esse imenso trabalho.

De volta à UPA, dois dias depois, fui chamado por uma médica muito jovem na sala de emergência de adultos. Um senhor havia feito uma parada cardiorrespiratória e precisava ser intubado. Ela me confessou ser recém-formada e não se sentir apta a realizar o procedimento, mesmo sendo a única plantonista daquele local. Em São Raimundo, definitivamente, estava muito difícil minha atuação como pesquisador. Nova reanimação avançada: intubação, massagem cardíaca, adrenalina e óbito.

Faltando poucos dias para finalizar a sequência de treinamentos em São Raimundo, fui novamente chamado ao hospital pela equipe de enfermagem. Um bebê com 40 semanas de gestação havia nascido no início daquela manhã e não estava bem. Cancelei mais um treinamento e me dirigi ao hospital. Encontrei um bebê com desconforto respiratório grave apresentando convulsões. Era um bebê vítima de uma asfixia grave.

A sala de parto, ainda em fase final de estruturação, conforme acordo firmado entre mim e a equipe, já dispunha de alguns itens fundamentais à reanimação neonatal, adquiridos pela diretoria do hospital. Após intubação, ventilação por meio do ventilador manual, cateterismo umbilical e controle das convulsões com medicação benzodiazepínica, acionamos novamente o serviço de SAMU aéreo.

Passei toda a manhã e início da tarde estabilizando esse bebê. A notícia correu pela cidade e vários técnicos e enfermeiros surgiram no hospital. Essa foi a oportunidade que encontrei para abordar alguns assuntos relacionados à assistência neonatal, sobretudo o uso do ventilador mecânico que estava sendo inaugurado na sala de parto naquele momento.

A equipe do SAMU aéreo, formada por médico e enfermeiro, foi muito gentil comigo e permitiu que eu fizesse várias orientações e intervenções sobre as melhores práticas para um transporte de alto risco. Optei pela intubação nasotraqueal, técnica mais adequada ao transporte de alto risco, para isso utilizei meus materiais de treinamento (pinça de Magil). Orientei também o protocolo de hipotermia terapêutica, técnica utilizada diante de um quadro grave de asfixia como aquele. Nessa técnica, promovemos o resfriamento do paciente a temperaturas em torno de 33,5 °C com o objetivo de evitar a morte de células do sistema nervoso central.

Todos os profissionais presentes assistiram à discussão desse caso e receberam a recomendação para a leitura de um documento científico da Sociedade Brasileira de Pediatria abordando o assunto.

Algumas horas depois da transferência, recebi a informação que o bebê havia desembarcado em Teresina em condições estáveis.

Apesar de toda a dificuldade encontrada, foram registrados 154 treinamentos em São Raimundo.

Um novo jantar marcou o último dia, além de uma linda carta de agradecimento do Sr. Rogério, diretor do hospital.

No dia seguinte, recebi abraços sinceros e calorosos de algumas enfermeiras no saguão do hotel e parti para o próximo município do estudo.

Enquanto arrumava as malas na carroceria do meu carro, fui abordado por duas senhoras: "Doutor, perdemos os seus cursos. A gente precisa muito porque na nossa região está morrendo muita criança. Ficamos sabendo que o senhor fará cursos em Uruçuí. O senhor consegue alguma vaga pra gente? Não vamos tocar em nada, a gente assiste o curso pela janela. Só mesmo pra gente aprender com o senhor".

A tristeza por este relato me vez viajar em silêncio até o próximo município do estudo.

URUÇUÍ E O SEU CÉU DE NUVENS BRANCAS

O Piauí é o segundo maior produtor de algodão do Nordeste, graças ao desenvolvimento dessa cultura na região dos Cerrados, sobretudo no município de Uruçuí.

Poucos instantes antes de chegar ao município de Uruçuí, atravessei uma infinita plantação de algodão, a qual foi uma das experiências mais incríveis dessa viagem. Era como estar sobrevoando um céu de nuvens brancas.

Com população de 22.000 habitantes e fazendo divisa com o Estado do Maranhão, Uruçuí foi um dos municípios cujo acesso se fez mais difícil.

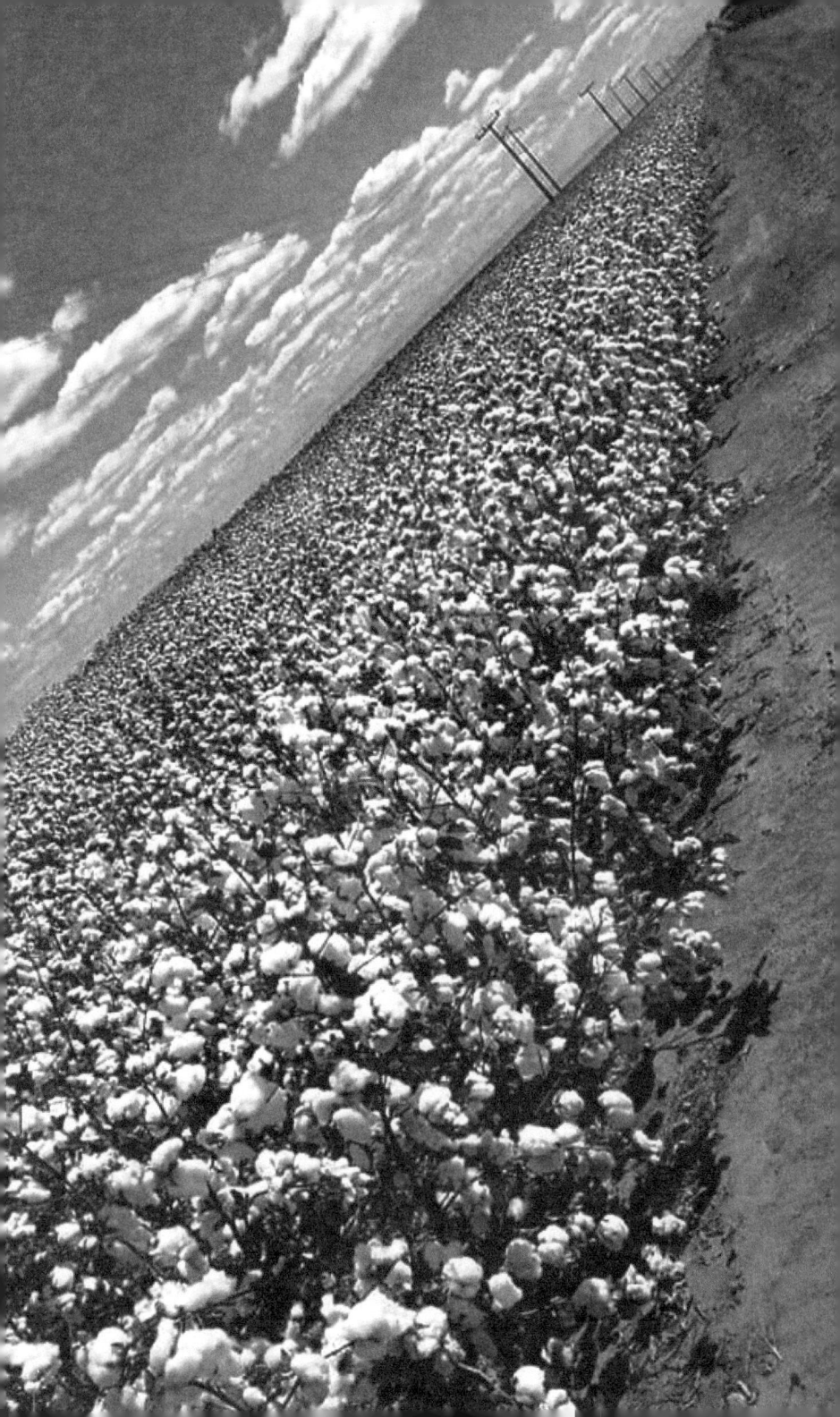

Estradas em condições ruins, excesso de caminhões na pista, um pneu do carro furado, animais cruzando a estrada e trechos imensos sem nenhuma sinalização, o que me levou a um desvio acidental de rota e muito atraso na chegada.

A receptividade, no entanto, compensou todos os problemas.

Valdésio, enfermeiro coordenador do hospital regional, em contato com enfermeiros de Floriano, demonstrando estar ciente de toda a estrutura necessária para darmos início aos treinamentos, cuidou de todos os detalhes necessários antes mesmo da minha chegada: distribuiu apostilas com as diretrizes, organizou os grupos de participantes e se manteve de prontidão para o bom desenvolvimento do projeto durante toda a minha estada na cidade.

A proximidade de Uruçuí ao Estado do Maranhão atraiu profissionais de saúde de outros municípios, outra vez novas vagas foram concedidas. Em um final de semana, os treinamentos realizados foram exclusivos para enfermeiros maranhenses.

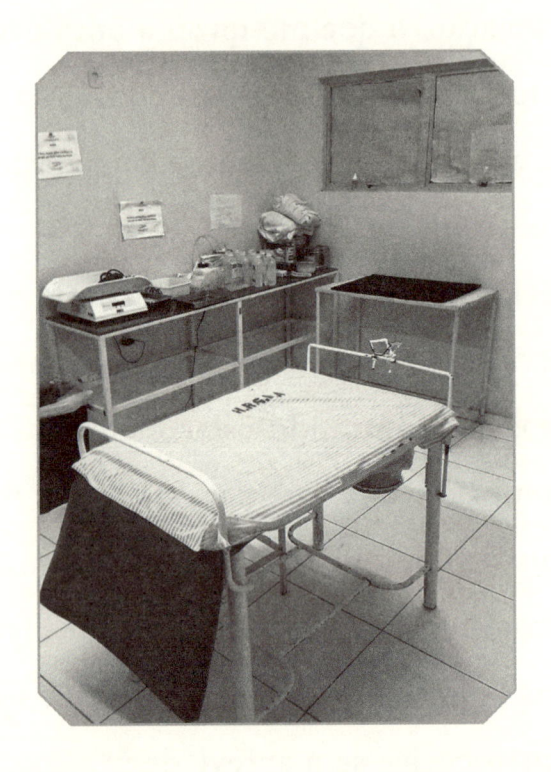

Uma semana após o treinamento de enfermeiros do Maranhão, recebi uma emocionante mensagem. Uma das enfermeiras treinadas relatou que, mexendo nos depósitos do hospital que trabalhava, havia encontrado um balão autoinflável neonatal e máscaras faciais. Após limpá-los, organizou uma pequena mesa para dispor esses materiais ao lado do local de nascimento. Disse ainda que providenciaria uma toalha amarela. Nunca soube se de fato isso aconteceu. De qualquer forma, fiquei feliz por ter contribuído minimamente para a preservação do minuto de ouro de bebês maranhenses.

Uruçuí registrou o pior desempenho no alcance de materiais no momento pré-intervenção, apenas 18%. A melhora da estruturação da sala, no entanto, aconteceu em tempo recorde.

Em conversa com o chefe da enfermagem, Valdésio, soube que, um pouco distante do hospital, havia um depósito com materiais enviados ao município há alguns anos. No final daquela tarde, fui conhecer esse depósito. Não havia luz, utilizamos uma lanterna para percorrê-lo. Para a minha surpresa, encontrei um berço de reanimação e uma incubadora estacionária lacrados numa caixa. Pelas referências anotadas nas embalagens, havia 7 anos que estavam ali. Carregamos as caixas para o meio da rua, montamos o berço de reanimação e arrastamos esses materiais pela calçada até o hospital. Era a (verdadeira) sala de parto começando a ganhar forma. Assim, tudo começou a melhorar.

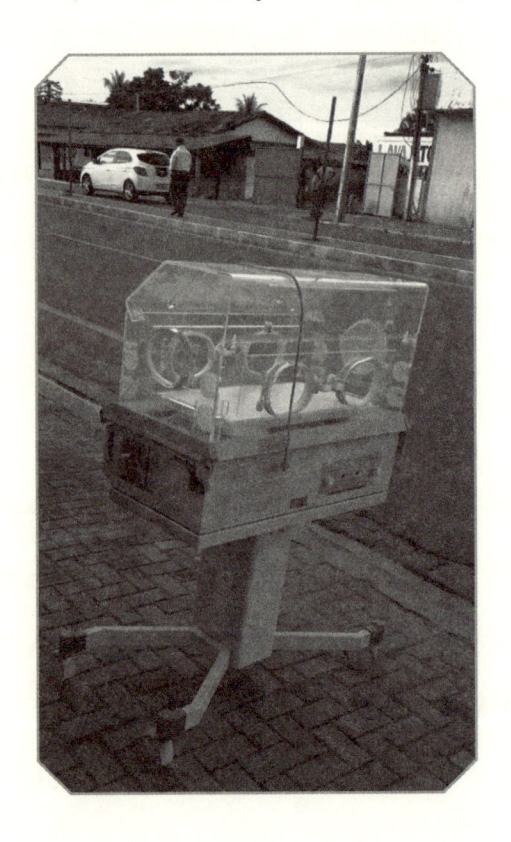

A ação de pessoas muito especiais foi determinante para essa melhora.

Em Floriano, conheci a fisioterapeuta Ana Cláudia que, há muitos anos, residiu em Uruçuí. Muito emocionada por saber que o projeto alcançaria esse município, após realizar os treinamentos em Floriano, viajou até Uruçuí somente para me ajudar na estruturação da sala de parto.

Foi emocionante o seu envolvimento.

Em um dos dias, percorri com ela o comércio local em busca de uma toalha amarela para compor a Mesa do Minuto de Ouro. Ana não apenas organizou a mesa, mas motivou todos os profissionais ávidos por conhecimentos.

Treinei senhoras com dificuldade para escrita e leitura que atuam como auxiliares de enfermagem. Não consegui certificar algumas delas porque não conseguiram realizar a prova final, exigência do programa de reanimação neonatal. A alegria, por terem aprendido um pouco sobre a assistência neonatal, no entanto, mostrava-se estampada nos sorrisos de satisfação.

Em um dos primeiros cursos de reanimação realizados, conheci o enfermeiro Fábio Virgílio. Embora tenha relatado que nunca havia realizado treinamentos voltados à assistência neonatal, rapidamente pude observar grande habilidade e competência desse profissional. Além disso, percebi um incrível perfil de liderança, além de muito carisma. Naquele curso, algumas senhoras que atuavam como auxiliares de enfermagem estavam presentes e, diante de algumas dificuldades técnicas, eram amparadas pelo Fábio, com gestos de muita delicadeza.

Pesquisei sobre a sua atuação no hospital e, para minha surpresa, descobri que Fábio era um funcionário municipal que atuava em uma UBS (Unidade Básica de Saúde) do município. Ele não possuía nenhum vínculo com aquele hospital. Diante de tamanha habilidade e motivação, também realizou o curso de reanimação do prematuro menor de 34 semanas e o curso de transporte do recém-nascido de alto risco, novamente demonstrando excelente desempenho.

Era muito claro, para mim, que ali estava o perfil ideal para liderar toda a estruturação da sala de parto e a assistência aos recém-nascidos de Uruçuí.

Conversamos sobre essa possibilidade, no entanto, devido ao seu contrato municipal, mesmo manifestando interesse pela minha proposta, rapidamente declinou do convite. Fui insistente e resolvi levar a proposta a Nazareth, diretora do hospital. Após entender meus argumentos, em viagem a Teresina, conseguiu negociar na SESAPI (Secretaria Estadual de Saúde) uma permuta dos contratos. Desse modo, Fábio assumiu o posto de enfermeiro responsável pela maternidade.

Ainda em Uruçuí, pude presenciar a mais assertiva renovação do quadro de funcionários daquele hospital. Fábio orientou as auxiliares mais idosas, ajudou na estruturação da sala de parto, assumiu a responsabilidade da coleta de dados dos bebês reanimados e até organizou reuniões com as equipes para discussões sobre os conhecimentos adquiridos nos cursos e leitura das diretrizes do programa de reanimação neonatal.

Com a sua atuação à frente da sala de parto, rapidamente aquele cenário se modificou. Foi emocionante receber a notícia de que Fábio, alguns meses após a intervenção, relembrava os passos iniciais da reanimação neonatal treinando auxiliares e técnicos de enfermagem com uma pequena boneca de plástico.

Com tanto potencial, responsabilidade e carisma, soube que ele havia sido promovido a chefe da enfermagem. Fábio foi o maior colaborador para coleta de dados ao longo dos 12 meses pós-intervenção e até hoje está à frente do cargo de chefia.

Alguns meses após meu retorno a São Paulo, caminhava numa praia do litoral norte quando recebi uma fotografia vinda de Uruçuí. Era o Fábio dentro de uma ambulância simples transportando um recém-nascido dentro de um berço de acrílico (não havia incubadora de transporte), com suporte ventilatório por meio do ventilador manual em T instalado por mim na sala de parto (não havia ventilador eletrônico). Ao lado dele, dando suporte, uma das auxiliares de enfermagem também treinadas.

E lá estava o Fábio e sua equipe, pelas estradas do sertão, salvando mais uma vida.

Em um dos dias, chegando ao hotel para um merecido descanso, uma grata e inusitada surpresa. Um presente da enfermeira Meyrilene de Floriano.

Na recepção do hotel, um recipiente com creme de cajá ainda congelado me aguardava. Até hoje não sei como aquele creme viajou de Floriano a Uruçuí em ótimas condições de preservação. Até hoje ela se recusa a me revelar esse segredo.

No hospital, correu a notícia que Valdésio faria um lanche especial para a turma no dia do seu treinamento em reanimação neonatal. Assim, todos queriam ser escalados para o mesmo curso que faria o chefe de enfermagem.

No dia desse curso tão esperado, um incidente. Valdésio havia encomendado um bolo especial que tinha sido guardado em uma antessala. O objetivo era causar surpresa a mim e aos participantes do dia. Ao correr na antessala, no início do intervalo, percebeu que o bolo havia desaparecido. Uma grande confusão se instalou.

Valdésio, inconformado, ainda tentou levantar uma investigação sobre o caso. Foram encontrados farelos do bolo por vários corredores, mas o culpado nunca apareceu. Ficamos sem o bolo, mas ganhamos momentos engraçados de descontração.

No dia seguinte, ainda muito envergonhado, Valdésio surgiu com um bolo caseiro e novas histórias engraçadas sobre o mistério daquele desaparecimento.

Em um dos treinamentos, conheci uma auxiliar de enfermagem que vivia em uma região rural distante de Uruçuí e que também trabalhava com a produção de óleo de coco numa fazenda. No intervalo do curso, explicou detalhes sobre essa produção. No dia seguinte, retornou ao local dos treinamentos para me presentear com garrafas do óleo de coco.

Óleo de coco, chapéu de couro, camisetas com estampas regionais, doces caseiros e até galinhas caipiras. Foram vários os presentes que se acumularam a cada etapa dessa trajetória. A gentileza do povo nordestino estava muito bem representada por esses momentos.

Logo nos primeiros dias dos treinamentos, enquanto finalizava o café da manhã num hotel distante 5 km do hospital, Valdésio me ligou pedindo ajuda. Havia nascido um bebê com 4.600 gramas por parto vaginal. Apenas me disse que o bebê não respirava. Peguei o meu carro e saí em disparada do hotel. Encontrei um bebê muito grande para a idade gestacional em apneia e bradicárdico. Muitas pessoas a sua volta tentavam estimulá-lo e não havia nenhum material necessário à sua reanimação. A sala dos treinamentos ficava do outro lado do hospital. Corri até lá, separei materiais para intubação e ventilação, realizei uma reanimação avançada: ventilação sob máscara, intubação e cateterismo. A resposta às manobras de reanimação foi rápida.

Nesse dia, a emoção de todos os profissionais presentes contagiou toda a equipe de Uruçuí. O bebê reanimado era o Nicolas que, mais tarde, teve a sua história contada em uma linda matéria do jornal *O Dia*, pela jornalista Graciene Nazareno.

Foram realizados 118 treinamentos em Uruçuí e dezenas de novos amigos nessa etapa do projeto.

No último dia, uma festa surpresa, um bolo delicioso, sorrisos e o início de uma nova qualidade de vida para os recém-nascidos da região do Cerrado do Piauí.

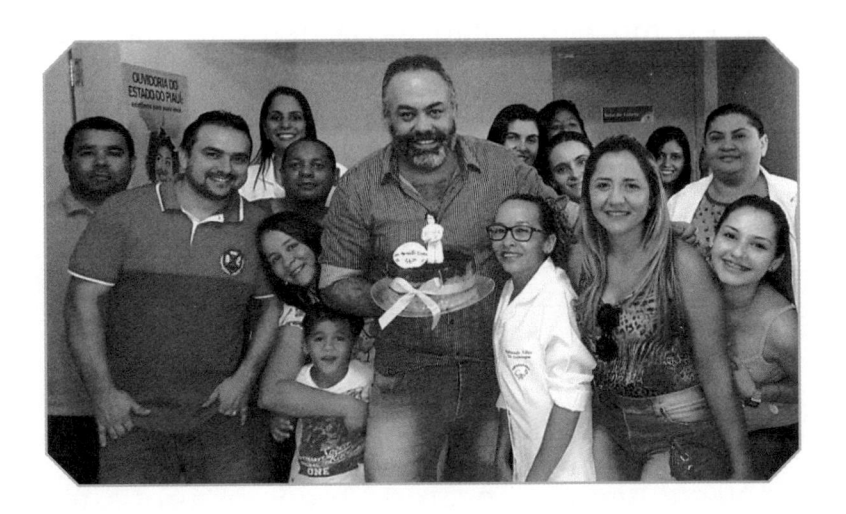

BOM JESUS, BONS MOMENTOS

Cristino Castro, distante 30 km de Bom Jesus, foi o município que escolhi para me hospedar. Nesse pequeno município, inúmeros poços jorram água a céu aberto de forma ininterrupta atraindo turistas de todas as regiões. Além de visitar os poços jorrantes, tive também a oportunidade de conhecer a incrível região dos cânions de Bom Jesus. As belezas naturais de Bom Jesus contribuíram para amenizar o meu cansaço nessa fase quase final da pesquisa de campo.

Ao passar por Bom Jesus, o estudo já registrava 436 treinamentos na Mesorregião Sudoeste do Piauí. Foi como se toda a mesorregião estivesse contagiada pelo projeto.

Tudo estava minuciosamente organizado pela enfermeira Geânia e era emocionante perceber o entusiasmo dos participantes. Hélder, fisioterapeuta e diretor do hospital, participou das atividades como aluno e gestor, o que fez com que Bom Jesus registrasse o melhor desempenho das salas de parto no momento pós-intervenção imediata (87,9% de aquisição de materiais).

Geânia cuidou do projeto com tanto amor, que pude apenas me dedicar aos treinamentos. Todos os dias, nos intervalos dos cursos, ela surgia com lanches caprichados para todos os participantes.

Em Bom Jesus, não obtive boa adesão da equipe médica, mas fiquei imensamente feliz com a adesão da enfermagem. Além disso, muitos profissionais de municípios vizinhos tiveram a oportunidade de aprender a reanimar um recém-nascido. Alguns deles, após terem sido treinados, relataram melhora das salas de parto de hospitais municipais da região. Recebi até a informação que um enfermeiro treinado havia reanimado com êxito um bebê com 39 semanas de gestação em apneia.

Nesse momento do projeto, comecei a perceber a grande repercussão dos treinamentos. Recebia ligações de profissionais de saúde de Teresina, do interior da Bahia, de municípios de região norte do Piauí e até a ligação de um assessor da secretaria de saúde pedindo treinamentos para um município que não fazia parte do delineamento do estudo, Picos. "Em Picos, estão morrendo muitos bebês!"

Todo esse assédio, que inicialmente me causava motivação, passou a me preocupar. Essa intensa busca por conhecimentos me causava angústia e tristeza. Mesmo estando na metade do caminho, meu desejo naquele momento era replicar a elaboração desse projeto por este Brasil que pede socorro.

Foi em Bom Jesus que pude ter a percepção da força da religiosidade do sertão do Piauí. Todas as manhãs, percorrendo os 30 km entre o hotel e o local dos treinamentos, passava por imagens religiosas, pequenas igrejas, casas com imagens de santos, cruzes e velas em recantos da estrada. Em alguns dias, parava o carro no acostamento, percorria trilhas e escadarias e, em silêncio, admirava aquelas imagens, agradecendo pela oportunidade de poder contribuir para a melhora da sobrevida dos bebês de Bom Jesus.

Na tarde de um sábado, nos momentos finais de um treinamento, recebi a ligação do diretor do hospital informando que um recém-nascido de um município vizinho estava sendo transferido para Bom Jesus. Fui até o hospital e encontrei um bebê com 40 semanas de gestação, 3200 gramas em estado muito grave, com desconforto respiratório e convulsão. Pelo pouco relato que recebi sobre as condições de nascimento, diagnostiquei uma asfixia perinatal grave.

Com os participantes do curso e a equipe de plantão, reanimamos o bebê e, após estabilizá-lo, acionamos a equipe do SAMU terrestre para a sua transferência.

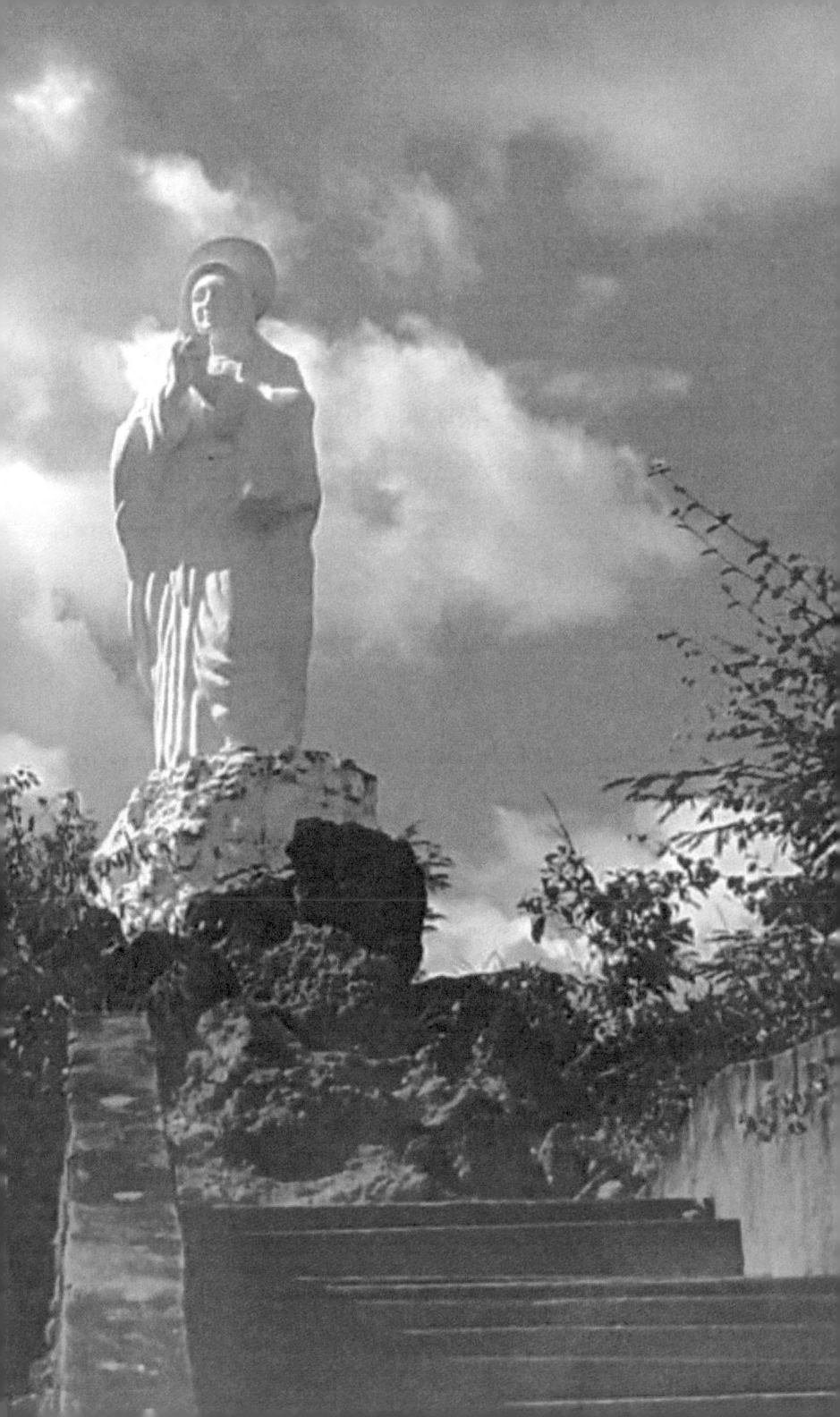

Não havia ventilador eletrônico na ambulância e o ventilador do hospital não estava funcionando. Orientei a equipe quanto ao uso do ventilador mecânico manual em T, equipamento que havia sido instalado na sala de parto após a sua estruturação proposta pelo projeto. Embora não seja o modelo ideal de ventilação para um transporte de alto risco inter-hospitalar, o bebê, após percorrer 400 km pelas estradas do sertão, chegou estável ao seu destino, segundo informações da equipe que o transportou.

A despedida de Bom Jesus, como todas as outras, foi emocionante. Recebi uma cesta repleta de comidas típicas do sertão. Todos os participantes se reuniram e organizaram uma festa surpresa. Ao final do último curso, invadiram a sala com muita emoção para a despedida.

O céu estava alaranjado e meu coração cheio de alegria quando peguei a estrada em direção à última etapa desse projeto.

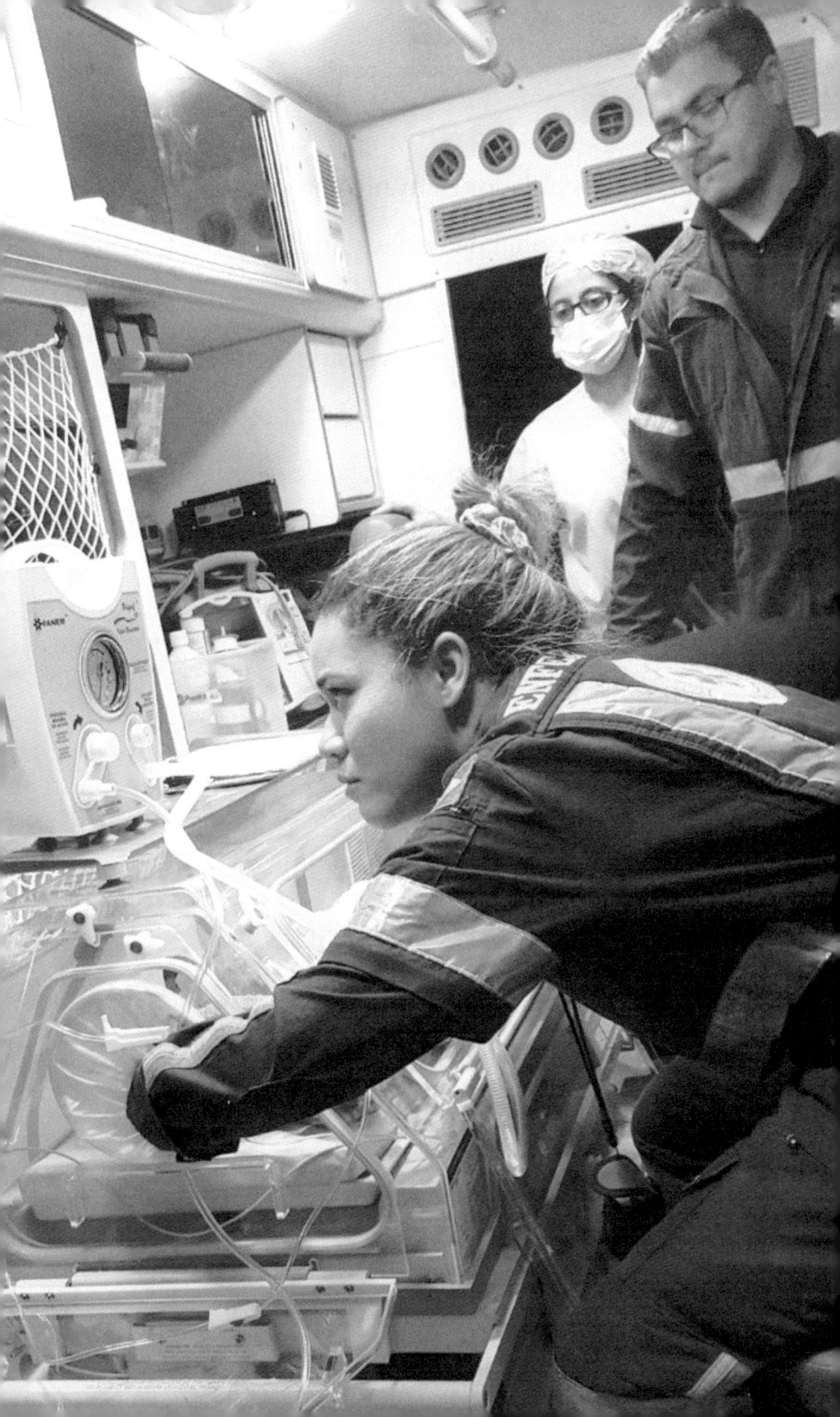

CORRENTE (DE AMOR)

Quanta surpresa o município de Corrente me proporcionou! Distante quase 1000 km de Teresina, localizado no extremo sul do estado, 25000 habitantes, nenhum pediatra, nenhuma ambulância tipo D, sala de parto com apenas 21% dos materiais necessários para reanimar um bebê e uma pia de mármore servindo como berço de reanimação. Cenário extremamente hostil para a sobrevida de um recém-nascido.

Mas foi em Corrente que tudo se transformou como um passe de mágica.

Lindaura, diretora do hospital, cuidou de mim como se eu fosse o seu filho.

Logo no primeiro dia, me levou a uma festa religiosa que acontecia nas dependências da igreja da cidade, a festa do Divino Espírito Santo. Assisti, ao lado dela, a uma linda missa. Parecia que todos os 25000 habitantes da cidade estavam ali.

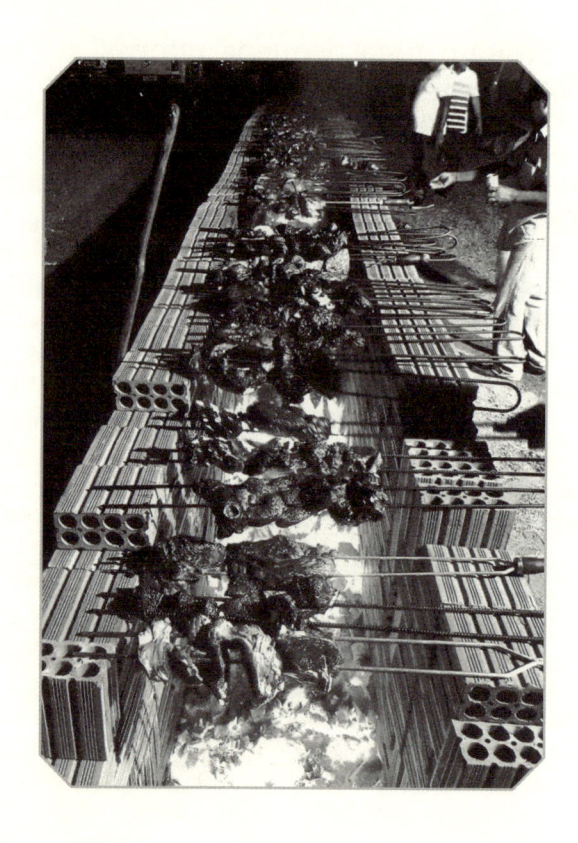

Após a missa, uma festa de rua com uma churrasqueira imensa improvisada com blocos de construção no chão de terra. Sentei numa mesa com toda a família da Lindaura e fui envolvido por todo o amor daquelas pessoas.

Cuidaram minuciosamente de todos os preparativos para os treinamentos. Numa ala isolada do hospital, realizaram uma pequena reforma do espaço, compraram toalhas novas para as mesas, distribuíram apostilas com as diretrizes do programa de reanimação aos participantes, pranchetas, canetas, uma cortina improvisada para a projeção das aulas e muita motivação de todos os profissionais envolvidos.

Lindaura foi incansável! Estava sempre ao meu lado, nos cursos diurnos e noturnos, nos cursos aos sábados e domingos, motivando todos os profissionais daquele hospital a participarem, convocando profissionais de municípios vizinhos, cedendo vagas a pessoas de outros estados, distribuindo apostilas com as diretrizes da Sociedade Brasileira de Pediatria e sempre muito motivada em adquirir os itens necessários à reanimação em sala de parto.

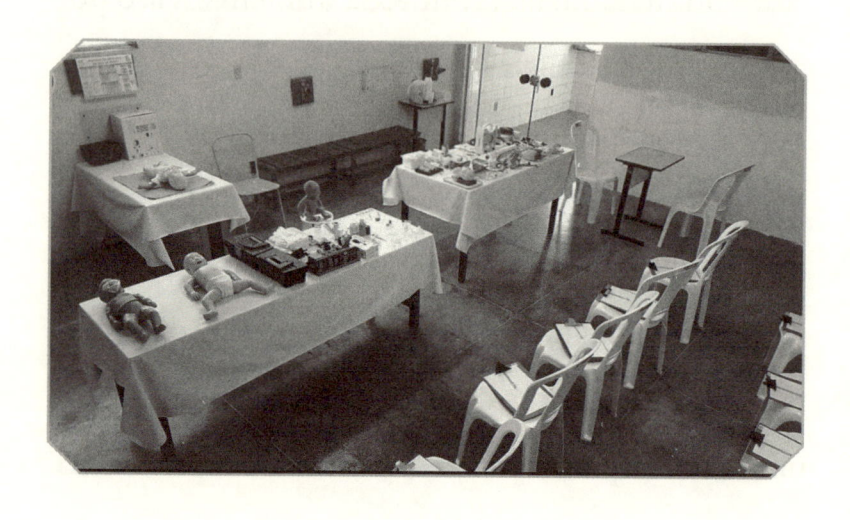

Embora Corrente não tivesse nenhum médico pediatra, vi um especialista em criança em cada médico que treinei. O interesse pelo conhecimento era emocionante.

Ensinar o único médico cirurgião geral da cidade a realizar um cateterismo umbilical foi uma das cenas mais lindas que vivi durante os treinamentos.

Quanta responsabilidade e sensibilidade pude observar nas simulações realísticas!

Paulo Henrique, assistente social, sob a supervisão da Lindaura, assumiu toda a organização. Paulo foi o melhor assistente social que já conheci nos meus 25 anos de medicina. O seu engajamento pela melhora da assistência ao paciente e o seu cuidado para que os cursos transcorressem sem nenhuma intercorrência foi algo sensacional.

Mesmo não fazendo parte do público-alvo dos cursos de reanimação neonatal, tive a oportunidade e o prazer de treiná-lo. Atualmente, ele é um dos grandes responsáveis em Corrente pela preservação da mesa do Minuto de Ouro.

A lista de pessoas interessadas pelos treinamentos crescia dia a dia. Negar conhecimento a alguém, na minha percepção, seria impossível.

Por esse motivo, acabei ampliando a minha permanência em Corrente até conseguir proporcionar conhecimento a todos os interessados. Foram realizados 148 treinamentos em Corrente, superando em mais de 50% a expectativa do projeto.

A transformação da sala de parto desse município foi a mais surpreendente. Lindaura viajou 1000 km até Teresina para adquirir materiais para a sala de parto.

Algumas enfermeiras confeccionaram campos cirúrgicos de tecido para a recepção dos bebês, providenciaram a toalha amarela, relógio de parede (fundamental para a cronometragem das reanimações) e até disponibilizaram um mestre de obras para uma rápida reforma na sala para a adaptação dos materiais.

De forma muito estratégica e mostrando grande capacidade de gestão, a direção do hospital adquiriu um segundo ventilador mecânico manual em T, que foi reservado para situações de transporte de alto risco, uma vez que Corrente não dispõe de SAMU terrestre e autorização da ANAC para pouso das aeronaves do SAMU.

Como médico neonatologista, era impossível imaginar que um recém-nascido pudesse percorrer 1000 km de estrada intubado e recebendo ventilação por aparelho manual.

Corrente, no entanto, provou que a luta pela vida torna tudo possível.

Esse foi o meu maior aprendizado. Cora Coralina tinha razão.

No último dia, ganhei uma linda festa de despedida. O discurso do Dr. Wálter, único cirurgião do município, me emocionou.

Início de tarde, muito comovido, peguei a estrada e iniciei a minha longa viagem de volta a São Paulo.

"Aqui em Corrente, menino grave não sobrevive. Não temos pediatra, ambulância avançada e aparelhos. O destino aqui é a morte!"

Esta frase, dita por uma técnica de enfermagem durante a minha primeira passagem por Corrente, havia perdido, naquele instante, totalmente o seu sentido.

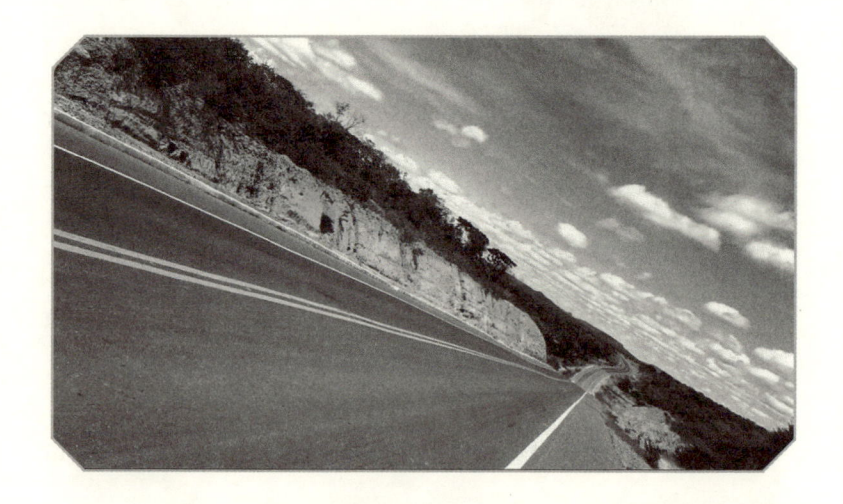

Ao final de toda a intervenção, foram 431 profissionais treinados e 700 treinamentos realizados.

Ao pegar a estrada, lembrei-me de uma frase de despedida da enfermeira obstetra Oriane, de São Raimundo Nonato: "Muito obrigada por tudo! O seu exército foi montado!".

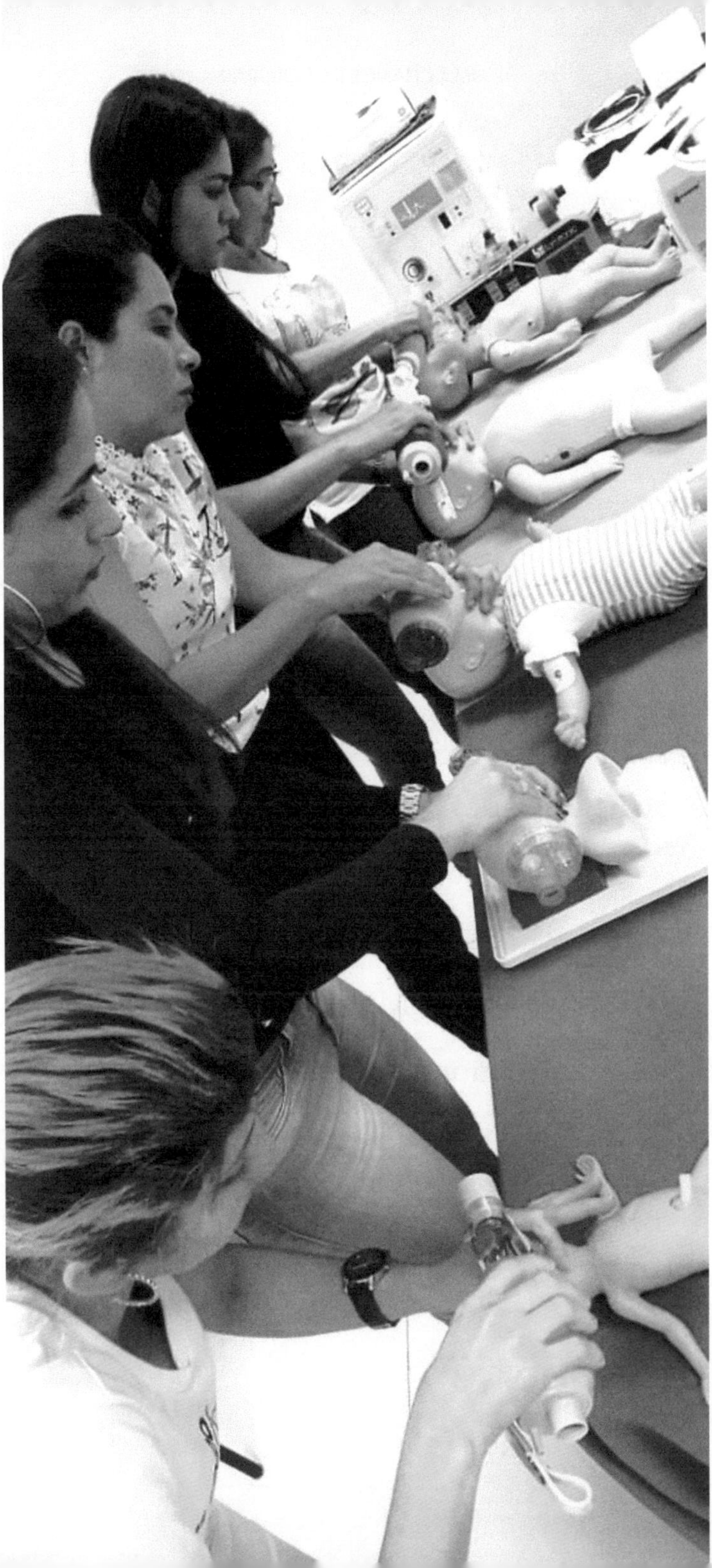

OS 431 INTEGRANTES DE UM EXÉRCITO

De volta a São Paulo, o próximo passo foi acompanhar o trabalho realizado pelos 431 profissionais de saúde treinados pelo programa de reanimação neonatal da Sociedade Brasileira de Pediatria.

Por meio de planilhas organizadas nas salas de parto e contatos por redes sociais, pude acompanhar todo o desempenho dos participantes ao longo dos 12 meses que sucederam a intervenção.

A proposta de contatos quinzenais com as equipes que atuavam nas salas de parto não foi suficiente.

À medida que os recém-nascidos eram reanimados, eu era informado, dia a dia, sobre a assistência ao nascer, transporte, alta hospitalar ou óbito.

Tudo era anotado em uma planilha eletrônica e conferido, ao final de cada mês, com as planilhas preenchidas pelos participantes nos locais do estudo.

Há menos de uma semana do término da intervenção, recebi a notícia de um recém-nascido reanimado com êxito em São Raimundo Nonato. Prematuro de 34 semanas, 2100 gramas recebendo uma modalidade ventilatória chamada CPAP sob máscara por meio de um ventilador mecânico instalado na sala. Nas imagens enviadas, um bebê devidamente envolto em um saco plástico poroso para preservação da sua temperatura, gorro de malha tubular e monitorização.

E as histórias foram se repetindo.

Bebê com 33 semanas de gestação fotografado numa ambulância de Uruçuí. Bebê com 40 semanas de gestação sendo ventilado pela única pediatra de Bom Jesus.

Prematuro de 30 semanas intubado sendo transferido pelo SAMU aéreo em São Raimundo.

Gemelares prematuros chegando com vida em Teresina após uma viagem de 600 km pelas estradas.

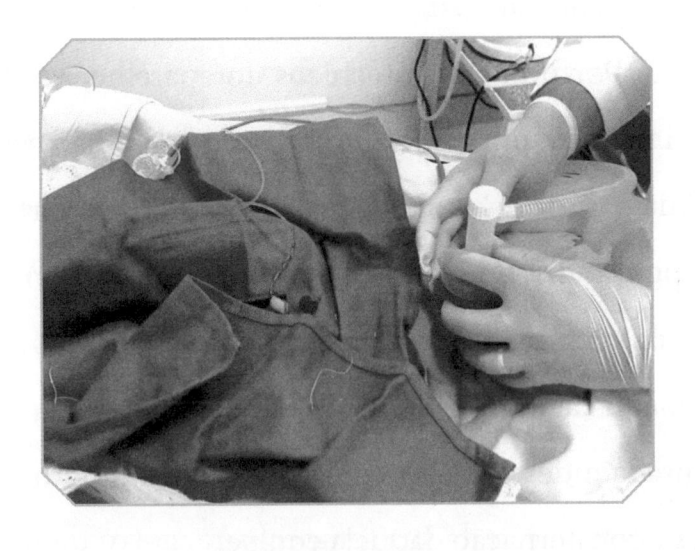

Histórias tristes se misturavam às histórias felizes. Recebi um áudio de uma enfermeira de Corrente relatando a sua luta pela vida de um bebê prematuro de 34 semanas. Sem a possibilidade de solicitar uma aeronave e sem dispor de uma ambulância tipo D (para casos graves), a equipe encarou 1000 km de estrada com destino a Teresina. O bebê tinha um desconforto respiratório grave e necessitou de intubação. Foram quase 10 horas de sofrimento. A ambulância era simples, não havia ventilador eletrônico. O único recurso foi usar o ventilador mecânico manual em T. Por problemas técnicos do aparelho, utilizaram também um balão autoinflável. Como não havia médico disponível para a realização do transporte, a responsabilidade foi assumida por uma enfermeira e duas técnicas de enfermagem. Após viajarem 350 km, constataram o óbito do bebê. No áudio, a voz cansada e desolada da enfermeira transmitia toda a dor e consternação daquela equipe.

Nesse momento entendi que, apesar da morte do recém-nascido, nascia ali uma mudança de atitude. Equipes que assistiam à morte de bebês sobre uma pia de mármore, agora lutavam pela vida dos seus pacientes.

Desse mesmo município, poucos meses depois, veio uma notícia emocionante. Outro bebê prematuro, com 33 semanas de gestação, após ser intubado e cateterizado, viajou por 6 horas em uma ambulância simples até o município de Barreiras, na Bahia. Após um longo período numa unidade de cuidados intensivos, recebeu alta hospitalar.

A disseminação das informações sobre os treinamentos fez com que o projeto registrasse a certificação de profissionais de 32 municípios, além dos 5 municípios que sediaram o estudo, incluindo profissionais de Teresina, norte do Piauí e até municípios de outros Estados, como Bahia, Pernambuco e Maranhão.

Ao longo do desenvolvimento da pesquisa, não foi possível manter contato com todos os participantes, mas algumas histórias chegaram até mim: "doutor, o senhor se lembra da Emanuela do município de Campo Alegre de Lourdes? Ela fez o curso em São Raimundo e estava me contando que colocou em prática os conhecimentos de reanimação no hospital de lá e ficou impressionada como os bebês ficam bem nos primeiros 60 segundos".

"Doutor, o pessoal de Canto do Buriti vai até comprar um ventilador para os bebês."

"Doutor, passando para avisar que consegui cateterizar um bebê em Gilboés. Ele foi encaminhado para Teresina."

"Ontem nasceu um bebê em apneia e hipotônico e o Isaac conseguiu reanimar." (São Raimundo)

"Ontem tivemos um bebê de 28 semanas. Foi transferido para o CIAMCA, em Teresina. Foi um sufoco a transferência, mas deu tudo certo." (Corrente)

"Doutor, o bebê está indo de ambulância. Acabou de passar por Floriano agora. Está bem! Fizemos tudo direitinho!" (São Raimundo Nonato)

"Nossa mesa do minuto de ouro está do mesmo jeito que o senhor deixou." (Uruçuí)

"Estou ensinando os procedimentos do Minuto de Ouro para as novas técnicas de enfermagem do centro cirúrgico." (Floriano)

"Nossas técnicas de enfermagem estão salvando muitos meninos!" (Bom Jesus)

"Estou atenta na fiscalização da mesa do Minuto de Ouro". (Uruçuí)

"Nasceu um bebê com desconforto respiratório. Deu tudo certo, uma maravilha!" (Corrente)

Desde o início da coleta de dados, Floriano registrou poucos óbitos em salas de parto, o que me chamou a atenção, pois sabia que, no momento pré-intervenção, o número de óbitos havia sido muito expressivo. Ao questionar os dados a uma enfermeira obstetra, recebi a seguinte resposta:

"Aqui os bebês não morrem mais na sala de parto porque aprendemos a ventilar. Antes dos cursos, eu não sabia que enfermeira podia ventilar. Pensava que era função do médico. Eu estou todos os dias na sala de parto e aqui eu garanto que eles não morrem mais."

Esses são apenas alguns dos inúmeros trechos de histórias que vivenciei ao longo desses 12 meses. Por não haver uma forma de descrevê-los numa tese de doutorado, resolvi contar parte deles neste livro.

Estou convicto de que este material coletado consolidou ainda mais a certeza de que a atuação dos instrutores de reanimação neonatal da Sociedade Brasileira de Pediatria é capaz de transformar uma realidade.

COLETANDO SURPRESAS APÓS 12 MESES DO ESTUDO

Pela terceira vez, retornei à Mesorregião Sudoeste do Piauí. Era julho de 2019. O retorno foi breve e destinado somente à coleta de dados do momento pós-intervenção.

Nessa etapa do estudo, além de avaliar a estruturação das salas de parto das cinco regionais de saúde da Mesorregião Sudoeste do Piauí, um grupo formado por 167 participantes, selecionados por meio de um cálculo de poder amostral, dentre os 431 profissionais de saúde treinados, foi reavaliado por meio de uma prova aplicada pelo programa de reanimação neonatal da Sociedade Brasileira de Pediatria (pós-teste).

Além disso, 204 profissionais de saúde, também selecionados por meio de um cálculo de poder amostral, responderam a um questionário de satisfação.

Viajei de avião de São Paulo a Brasília. Da capital do país, segui viagem de carro até o município de Corrente. Foram 1000 km percorridos pelas estradas com uma pausa para descanso na cidade de Luís Eduardo Magalhães, interior da Bahia. Dia seguinte, após um café da manhã regional reforçado, segui viagem até o primeiro local do estudo.

Nas estradas do sertão da Bahia, uma pausa para admirar uma criança e seu (lindo) carrinho de brinquedo.

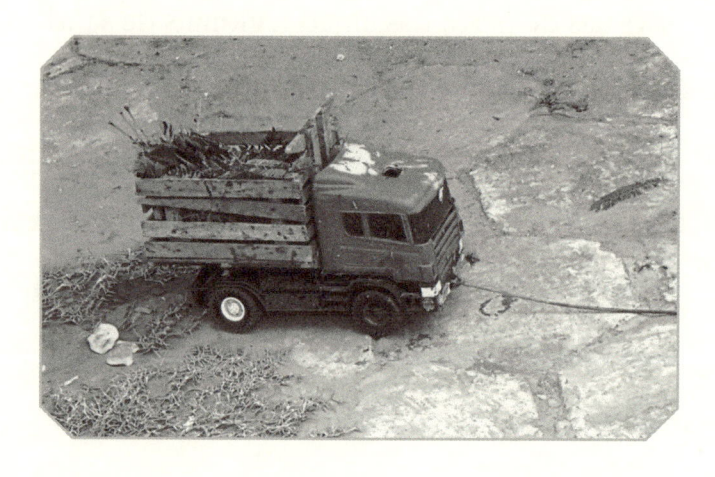

Foi emocionante encontrar a sala de parto de Corrente com sua estrutura 100% preservada, constatada após avaliação de todos os itens necessários à reanimação neonatal, de acordo com a portaria 371 do Ministério da Saúde. Conversei brevemente com alguns participantes dos treinamentos e pude constatar a motivação que sempre demonstraram nesses últimos 12 meses do estudo.

Após avaliar as planilhas das reanimações e dados de mortalidade em livros do hospital nos momentos pré e pós-intervenção, segui viagem para Bom Jesus.

A passagem por Bom Jesus também foi breve. Fui recepcionado pela enfermeira Geânia e alguns auxiliares de enfermagem de plantão.

Nova avaliação surpreendente! Sala 100% preservada, participantes do projeto felizes relatando algumas situações de sucesso que vivenciaram ao longo desse período na sala de parto.

Tudo preservado e uma nova parede da sala de parto decorada com a cor azul. Melhoria não registrada na planilha, mas que tornou aquele ambiente ainda mais aconchegante.

Atravessar o sertão por estradas perigosas, estreitas, repletas de animais na pista e condições de pavimentação ruins requer muita atenção e cuidado.

Apesar da exaustão, preferi seguir viagem até o terceiro município, São Raimundo Nonato.

Cheguei à noite no município e, devido ao cansaço, deixei o trabalho para o dia seguinte. Mas não foi possível descansar no hotel. O carinho dos meus novos amigos de São Raimundo me motivou a passar pelo hospital. Foram tantos abraços e manifestações de amor, que já nem me lembrava dos momentos críticos que havia passado naquele município há 1 ano.

Conheci novos profissionais de saúde que, admitidos nesse intervalo de tempo entre a intervenção e a coleta de dados, não receberam os treinamentos.

Naquele momento, no entanto, eu era apenas um pesquisador coletando dados. Meu desejo foi reiniciar a história e contribuir de alguma forma para o melhor desempenho daqueles profissionais.

Havia uma pediatra recém-chegada na cidade. O entusiasmo dela ao relatar as informações sobre os treinamentos foi emocionante. Como faz falta um instrutor de reanimação neonatal em um município como São Raimundo! Projetei, naquele momento, meus ideais um pouco mais à frente e logo me senti motivado a retornar àquele município para credenciá-la como instrutora do programa de reanimação da Sociedade Brasileira de Pediatria. Mas, sendo instrutor exclusivo do Estado de São Paulo, nunca terei essa oportunidade.

Naquela noite estava acontecendo uma festa na cidade. Era mês de julho, período do auge das festas tradicionais nordestinas. Festival de cirandas, praças decoradas e (deliciosas) comidas típicas.

A beleza daquele momento não caberia em nenhuma descrição, muito menos o carinho daquelas pessoas a minha volta cuidando de um modo muito especial do turista paulista encantado com as cores e ritmos daquela ciranda.

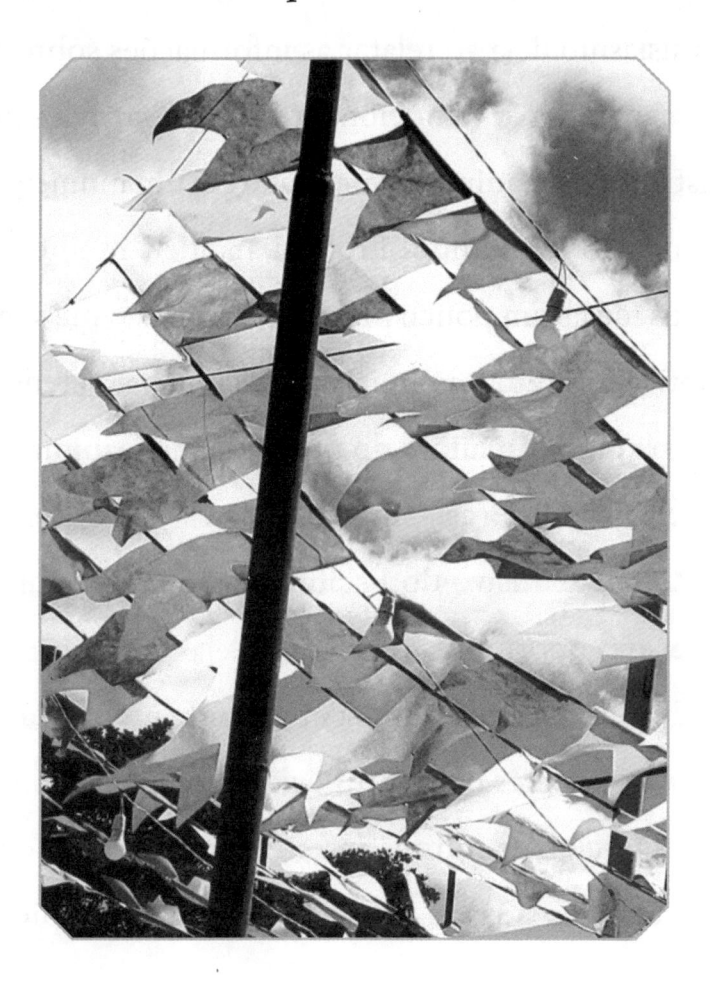

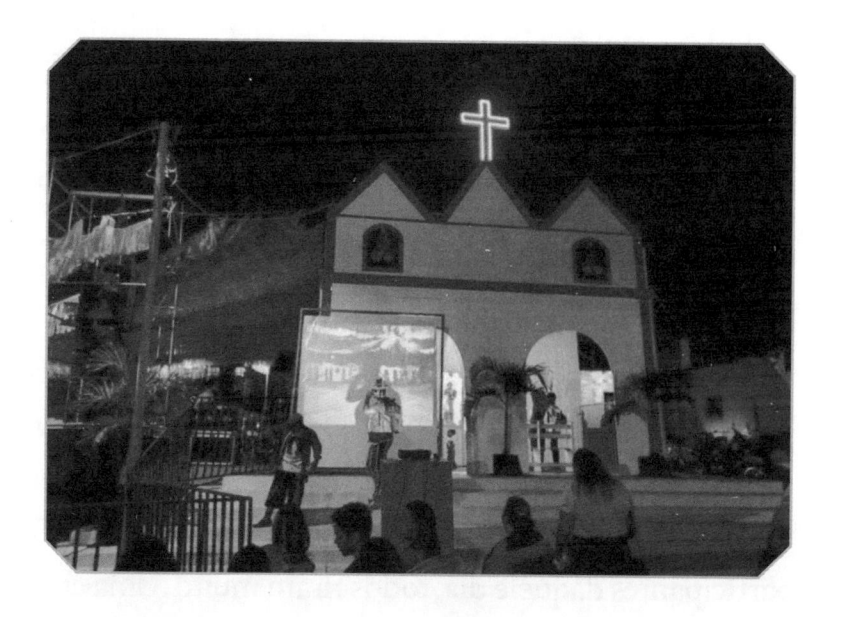

Sala de parto 100% preservada, mesa do Minuto de Ouro intacta, inúmeras histórias de reanimação, uma linda despedida na porta do hotel e, novamente, uma estrada a caminho de Uruçuí.

Como é lindo esse trecho da viagem! Uma aula viva sobre os biomas brasileiros. Pela estrada, é possível assistir à transição da caatinga para o cerrado, vegetação típica de Uruçuí. A beleza compensou as condições da estrada e, dessa vez, mais atento, não sofri nenhum desvio de rota.

Uma serpente imensa atravessou a estrada. Nesse momento, me lembrei da segunda viagem. Em vários trechos, entre um local do estudo e outro, surgiram algumas serpentes. Em São Raimundo, atropelei uma jiboia gigante e me senti muito mal por isso.

Lembrei que, em Bom Jesus, parei o carro na estrada para observar uma serpente que havia sido atropelada por um caminhão. Ao contar essa situação aos participantes daquele dia, todos riram muito. Uma enfermeira completou: "Aqui no sertão isso é muito comum! Se o senhor morasse aqui, passaria a vida fazendo massagem cardíaca até nos animais atropelados".

A receptividade em Uruçuí foi incrível. Um convidado ilustre me esperava na porta do hospital. Nicolas, o bebê reanimado com os materiais dos treinamentos durante o período da intervenção. Ele e toda a sua família me aguardavam. Já estava com 1 ano e 3 meses, correndo pela calçada do hospital. Eliane, a mãe do Nicolas, até hoje é minha amiga pelas redes sociais. Sempre recebo fotos e vídeos do bebê, que simbolizam toda a transformação alcançada pela assistência neonatal daquele município.

A sala de parto estava linda! Além da preservação de 100% da sua estrutura, era possível perceber a vitalidade daquele local decorado com fotos de bebês pelos vidros do centro obstétrico. Um dos profissionais mais incríveis que responde por grande parte desse sucesso, Fábio Virgílio, enfermeiro, estava lá contando com orgulho sobre os treinamentos que ele frequentemente realiza para as auxiliares de enfermagem utilizando uma boneca de brinquedo.

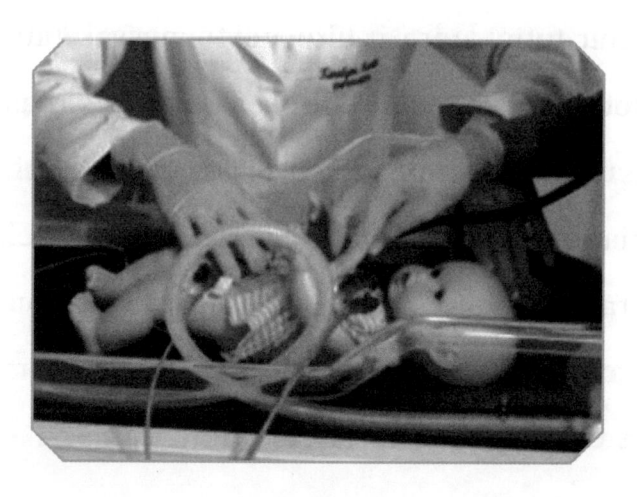

Ah! Não poderia deixar de mencionar uma vereadora de Uruçuí. Tânia me procurou durante a intervenção oferecendo ajuda para a implantação do programa de reanimação. Mesmo não tendo formação na área da saúde, assistiu, como ouvinte, a algumas aulas dos treinamentos. Não demorou muito para entender a importância da mesa do Minuto de Ouro. Na despedida, após me presentear com uma linda camisa, garantiu que seria a guardiã da mesa. E assim, por vários meses seguidos, Tânia me enviava imagens da mesa forrada com a toalha amarela e todos os materiais necessários à reanimação neonatal.

Meu tempo era muito curto nessa etapa do projeto. Mesmo querendo passar mais dias em Uruçuí, precisei pegar a estrada com destino a Floriano. O trecho que liga esses dois municípios é extremamente perigoso e isso me causou um pouco de medo, sobretudo porque, em grande parte dele, já havia anoitecido.

Céu escuro, nenhuma iluminação na estrada e um pneu dianteiro daquele carro alugado em uma locadora de Brasília estourado. Com o carro parado no acostamento para a troca do pneu, o silêncio da caatinga foi assustador.

Após trocar o pneu com o auxílio de uma lanterna do celular, cheguei exausto e sujo de graxa a Floriano.

Apesar da exaustão, após um banho no hotel, jantei com duas pessoas que fizeram parte do alicerce que melhorou as salas de parto daquele local. A garra e o comprometimento da fisioterapeuta Ana Cláudia e da enfermeira obstetra Anamárcia modificaram a realidade da assistência neonatal em Floriano. Um jantar repleto de histórias vividas ao longo daqueles 12 meses: reanimações, óbitos, conflitos administrativos, gestão, expectativas, frustrações.

Após uma ótima noite de sono e um café da manhã regional bem reforçado, iniciamos as avaliações das salas de parto.

Floriano foi o maior destaque nessa etapa. Além de preservar toda a estrutura organizada há 12 meses, melhorou a sua estrutura em 12%, considerando os itens da portaria 371.

Nesse dia, conversei com inúmeros participantes. A motivação de todos era indescritível. Anamárcia, Ana Cláudia e Meyrilene não escondiam a alegria e o orgulho por todo aquele trabalho realizado. Nesse momento, pensei no quanto o programa de reanimação é importante para a atuação daqueles profissionais de saúde.

Em visita à UTI neonatal de Floriano, tive acesso aos registros de recém-nascidos admitidos 12 meses antes e após a intervenção. A partir dessa coleta de dados, pude constatar que um registro significativo de bebês admitidos no período pós-intervenção apontava para uma melhora das reanimações em salas de parto, assim como uma melhora no transporte de alto risco, ou seja, foi possível inferir que conseguiríamos provar uma melhora na sobrevida neonatal da região.

Após a finalização desse trabalho, as meninas me levaram até um restaurante localizado do outro lado da ponte, no Estado do Maranhão.

Foram tantas histórias que perdi a noção do tempo e quase me esqueci de pegar a estrada de volta.

Parti para a última etapa dessa viagem: coletar dados de bebês transferidos da Mesorregião Sudoeste para a capital do estado, Teresina.

TERESINA

Minha passagem por Teresina foi, do mesmo modo, muito breve. Realizei visitas às duas principais maternidades públicas do estado, maternidade Evangelina Rosa e maternidade CIAMCA.

Verificar os livros de registros das UTIs não foi uma tarefa fácil. Foram inúmeras horas pesquisando dia a dia o número de admissões de bebês da mesorregião. Não encontramos um aumento de admissões na maternidade Evangelina, no entanto a maternidade CIAMCA havia registrado um aumento em 100% de admissões.

Durante a coleta, conversei com uma médica neonatologista plantonista. Ela recordou a admissão de um bebê de São Raimundo Nonato que havia sido admitido em condições estáveis e que o uso do ventilador mecânico durante o seu transporte causou surpresa à equipe da maternidade.

Meu semblante, naquele momento, deve ter denunciado minha alegria e satisfação por entender que ali estava a maior prova de que a assistência neonatal dos lugares tão distantes pelos quais passei, de fato, havia melhorado.

Final da tarde, após ter finalizado toda a coleta de dados, almocei em um dos principais restaurantes de comidas típicas da capital e segui para o aeroporto da cidade com destino a São Paulo.

Começava a montagem de um quebra-cabeça: as conclusões do estudo por meio dos resultados obtidos.

A VIDA POR TRÁS DOS NÚMEROS

Os números desse estudo são muito expressivos.

20.000 km percorridos.

431 profissionais de saúde treinados pelo programa de reanimação neonatal da Sociedade Brasileira de Pediatria.

106 cursos do programa de reanimação neonatal.

700 treinamentos realizados, incluindo reanimação neonatal e transporte de alto risco.

74,7% de adesão dos médicos da mesorregião.

100% de adesão dos profissionais de saúde não médicos.

UMA CHANCE DE RESPIRAR

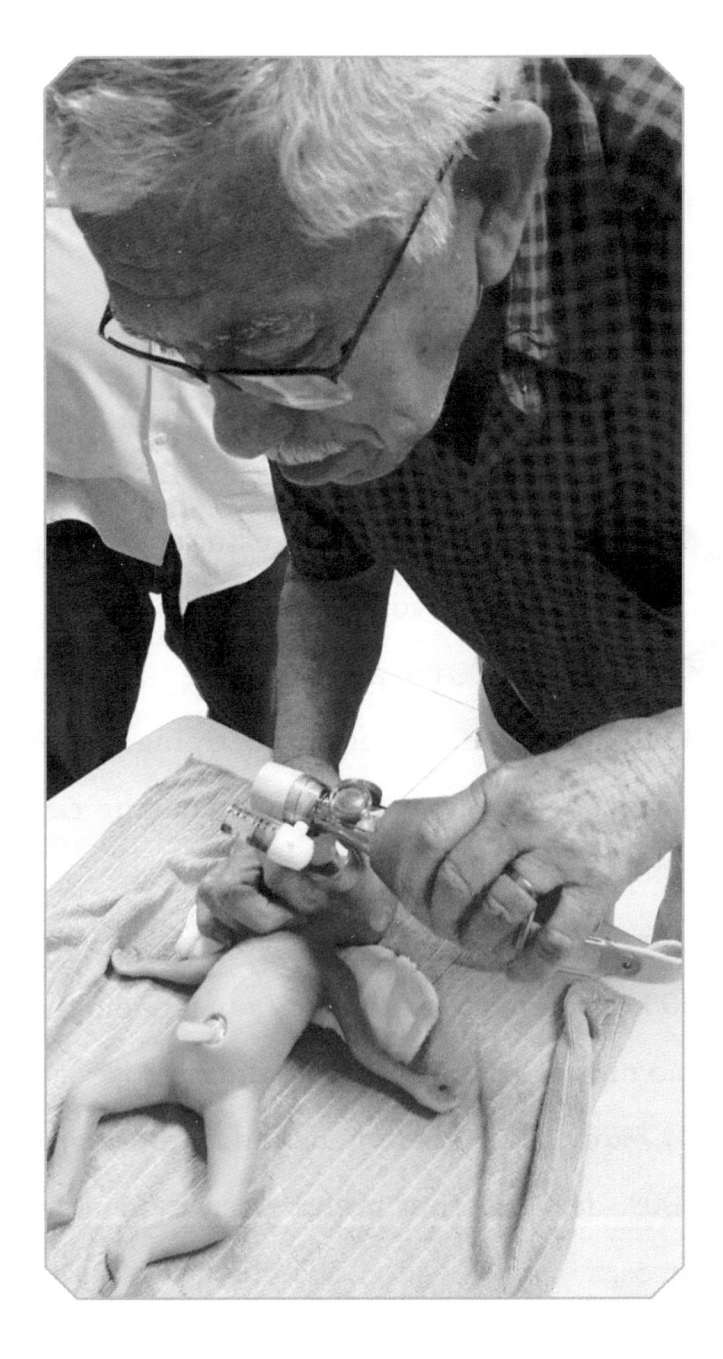

100% de aquisição dos itens fundamentais à reanimação neonatal.

55% de melhora da estrutura das salas de parto da mesorregião, de acordo com a portaria 371 do Ministério da Saúde.

92% de rendimento nas avaliações do programa de reanimação após 12 meses do estudo.

95% de certificações pela Sociedade Brasileira de Pediatria.

3 instrutores de reanimação credenciados pelo programa de reanimação local.

479 reanimações neonatais realizadas na mesorregião em um período de 12 meses.

72,60% de redução de mortes em salas de parto.

29% de aumento de admissões de recém-nascidos da mesorregião nas UTI neonatais do estado.

Os números apontaram para uma expressiva melhora dos resultados neonatais em salas de parto da Mesorregião Sudoeste do Piauí. Além da redução de mortes em sala de parto, foi possível inferir que obtivemos uma melhora do transporte de alto risco, uma vez que as UTI do estado registraram um aumento de admissões de bebês do sertão.

A quase totalidade dos participantes entrevistados relatou, em uma pesquisa de satisfação, maior motivação e segurança ao reanimar um recém-nascido, melhor atuação após os conhecimentos adquiridos e quase 100% de concordância quanto à melhora da estrutura das salas de parto.

Uma amostra significativa de participantes apresentou excelente desempenho em avaliações sobre o conteúdo ensinado após serem reavaliados 12 meses após o estudo de intervenção.

Foram 479 reanimações realizadas em um período de 12 meses após a implantação desse estudo. Em 80% dos locais de nascimento por onde passei, não havia a possibilidade de ventilar um bebê com necessidade de ajuda para iniciar a vida. Uma sequela neurológica ou a morte parecia ser o destino certo desses bebês. Um limiar muito tênue separando a vida da morte.

A educação em reanimação neonatal, a sensibilização de gestores, a estruturação dos locais de nascimento e a motivação dos profissionais de saúde treinados transformaram uma realidade e contribuíram efetivamente para a redução de mortes por asfixia no sertão do Piauí.

Ressalto que o custo de todo esse trabalho realizado é infinitamente baixo diante dos resultados obtidos. A preservação da vida requer muito pouco.

Um bebê que consegue respirar, ao nascer, transforma a economia de uma nação.

Diante de um Brasil que pede socorro, torna-se urgente a busca por estratégias que promovam aos nossos bebês uma chance de respirar.

DEFESA DE TESE DE DOUTORADO

A defesa de tese de doutorado, que inicialmente havia sido agendada para o dia 06 de maio de 2020, foi suspensa devido à pandemia pela covid-19. Auditório em Campinas para 100 convidados, convites confeccionados, convidados ilustres confirmados e até um *buffet* preagendado. Tudo se perdeu!

Diante de todas as incertezas, um grande susto.

Após contrair o coronavírus, desenvolvi um quadro grave de trombose em membro inferior complicado por um tromboembolismo pulmonar bilateral grave.

A incerteza da defesa deu lugar à incerteza pela vida.

Internado numa UTI em São Paulo, temi o pior e sofri em silêncio por algumas semanas.

Mesmo curado, foi imensamente difícil restabelecer a vida normal.

Como a universidade havia prorrogado minha integralização por 3 meses, renovei as expectativas da defesa.

A pandemia, no entanto, se manteve. Os riscos aumentaram e foi determinado pelo programa da pós-graduação da universidade que a defesa aconteceria por meio de uma plataforma digital.

Retomei os estudos do doutorado, alguns meses depois, sob a orientação do Prof. Dr. Sérgio Tadeu Martins Marba. Em 06 de agosto de 2020, após 4 horas e 30 minutos de arguição, recebi o título de Doutor em Saúde da Criança e do Adolescente pela UNICAMP, defendendo a tese diante de uma ilustre banca formada pela Profa. Dra. Maria Auxiliadora

Mendes, representando a Fundação Oswaldo Cruz (FIOCRUZ) e Instituto Fernandes Figueira (RJ), Profa. Dra. Lígia Rugolo, representando a UNESP (Universidade Estadual de São Paulo), Prof. Dr. Jamil Pedro Siqueira Caldas e Prof. Dr. Marcos Nolasco, ambos representando a UNICAMP.

Contamos ainda com a brilhante participação das presidentes do Programa de Reanimação Neonatal da Sociedade Brasileira de Pediatria, Profa. Dra. Maria Fernanda Branco de Almeida e Profa. Dra. Ruth Guinsburg, além de uma linda plateia formada por 100 convidados, capacidade máxima da sala de reunião. Pelas redes sociais, dezenas de amigos, que não conseguiram vaga para assistir à defesa, lamentavam a falta de espaço na sala de reunião. Pelo *chat* da plataforma digital, centenas de mensagens motivadoras e comoventes.

Na apresentação, muita estatística. Percentual de acertos em avaliações pré e pós-teste, gráficos de dispersão mostrando rendimento dos participantes, histograma das notas obtidas em dois momentos da intervenção, percentual de aquisição de materiais em momentos diferentes do estudo, escala de Likert com gráfico codificado, medianas, modas e médias.

Esse estudo de intervenção, no entanto, avançou muito além dos números.

Observamos, ao longo dos quatro anos do desenvolvimento dessa tese de doutorado, que o programa de reanimação neonatal da Sociedade Brasileira de Pediatria melhorou os conhecimentos na assistência ao recém-nascido, estimulou o trabalho em equipe, fortaleceu os critérios de responsabilidade relacionados à organização e disposição dos materiais necessários à reanimação neonatal, incentivou a busca por conhecimentos técnicos atualizados e normatizou condutas que resultaram nas melhores práticas assistenciais neonatais.

A resultante de todas essas variáveis foi a diminuição de mortes em salas de parto, contribuindo para a melhora dos resultados neonatais da Mesorregião Sudoeste Piauiense.

Observamos ainda que, acima de qualquer resultado obtido, a mudança de atitude foi o primeiro passo dado por todos aqueles profissionais de saúde para a obtenção do sucesso.

Os mesmos profissionais de saúde que atuavam em salas de parto sem as condições mínimas necessárias para garantir um atendimento adequado a um recém-nascido, hoje apresentam-se motivados e capacitados a lutarem pela vida.

A mudança de atitude diante de um bebê que apresenta dificuldade para respirar ao nascer, difícil de ser mensurada numa tese de doutorado, mostrou-se presente nas inúmeras manifestações de busca por conhecimentos, alegria pelas vidas salvas e até pela angústia e dor diante das vidas perdidas.

Um número maior de bebês passou a chegar com vida nas UTI neonatais.

É como se a distância entre a capital do estado, Teresina, e aquela região tão remota do Piauí tivesse se transformado em um caminho menor.

Todas as histórias que coletei ao longo de 12 meses me fizeram constatar que a morte de um recém-nascido, em vários momentos, deixou de ser interpretada como um desígnio de Deus.

Entendi que profissionais de saúde de regiões de alta vulnerabilidade econômica e social são indubitavelmente pessoas fortes e capazes de transformar uma realidade.

A transformação da assistência neonatal na Mesorregião Sudoeste do Piauí não foi alcançada por mim, e sim pelos 431 profissionais de saúde que, juntos, estruturaram um exército.

Desejo que toda essa experiência relatada seja um modelo transformador para outras regiões vulneráveis do nosso país.

É preciso que ações transformadoras atravessem as pontes e estradas que separam o Piauí do Maranhão, da Bahia, de Pernambuco, do Ceará.

É preciso que ações transformadoras cruzem os nossos rios e alcancem regiões necessitadas do Amazonas, Amapá e Roraima.

Precisamos ultrapassar as fronteiras.

Precisamos invadir o mundo.

É urgente que possamos dar aos bebês "abafados" uma chance de respirar.

É urgente que possamos dar a todos os nossos bebês uma chance de viver.

OS 60 SEGUNDOS
MAIS IMPORTANTES
DE UMA VIDA

PREFÁCIO DE
SÉRGIO HARRA

RENATO
LIMA

UMA CHANCE DE RESPIRAR

Literare Books
INTERNATIONAL

RESPIRANDO E NOS INSPIRANDO EM URUÇUÍ

Este é o famoso Nicolas, certamente o bebê mais comentado neste livro, aos seus 2 anos e 8 meses de vida. Sua família me enviou esta fotografia no dia em que recebeu, pelos Correios, a primeira edição do livro. Somos amigos por uma rede social, pela qual posso me emocionar com seus vídeos musicais enviados pela Eliane, sua mãe. Nicolas certamente será um cantor de muito sucesso! Adora cantar enquanto toca seu violãozinho de brinquedo.

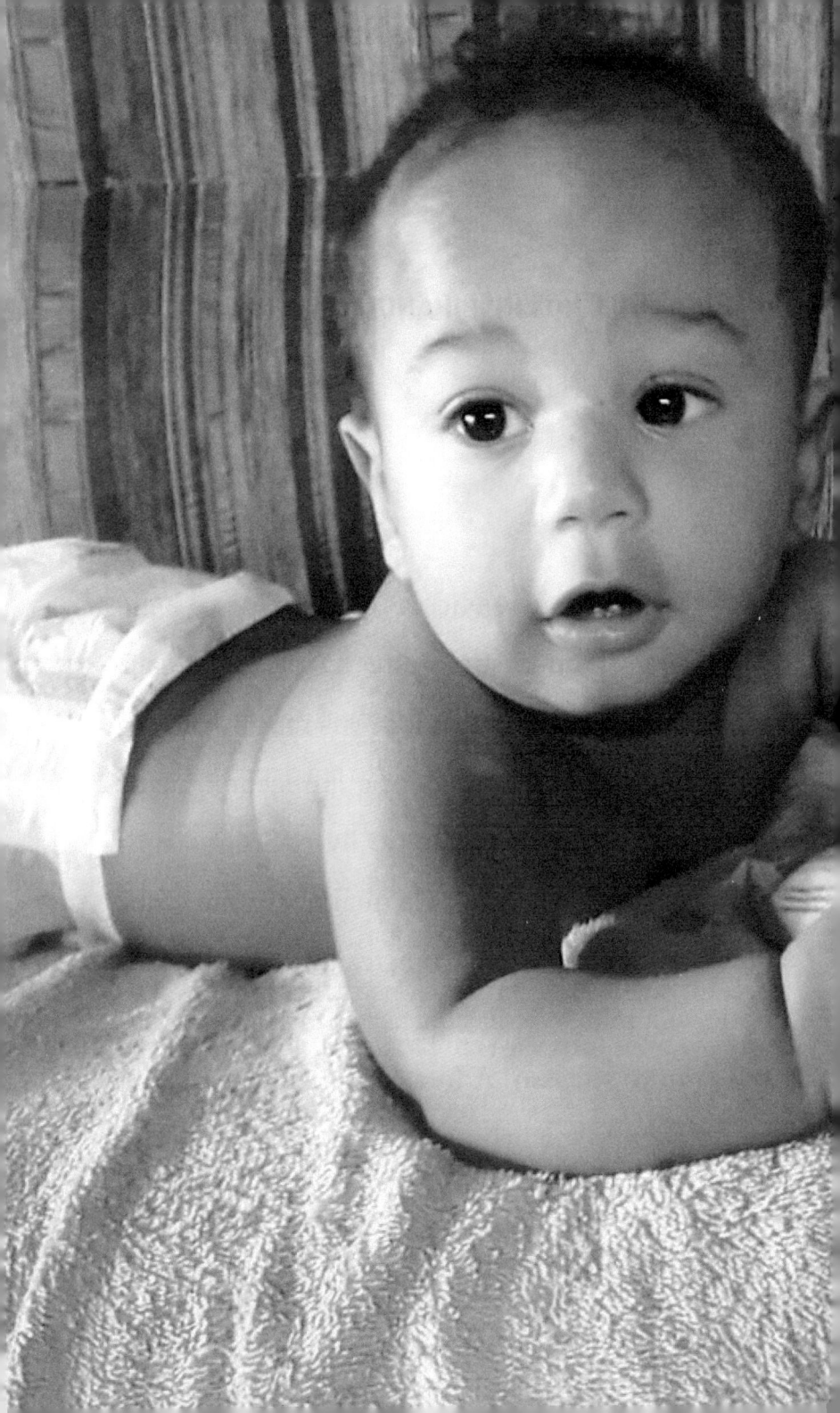

RESPIRANDO E NOS INSPIRANDO EM BOM JESUS

Bento nasceu em trânsito, na BR 135, município de Cristino Castro, em pleno sertão do Piauí, com 32 semanas de gestação e pesando apenas 1490 gramas. O destino para o parto era o município de Floriano, mas não deu tempo! Levado de urgência ao município de Bom Jesus, recebeu a assistência da equipe treinada nesse estudo realizado por mim. "Bento não respirava direito", relatou emocionada a sua mãe. Mesmo sem conseguir uma vaga em uma UTI do estado, apresentou excelente desenvolvimento durante os cuidados da equipe do hospital regional de Bom Jesus. Atualmente, aos oito meses de vida, a mãe se orgulha dos seus dois dentinhos e do seu sorriso que encanta a todos.

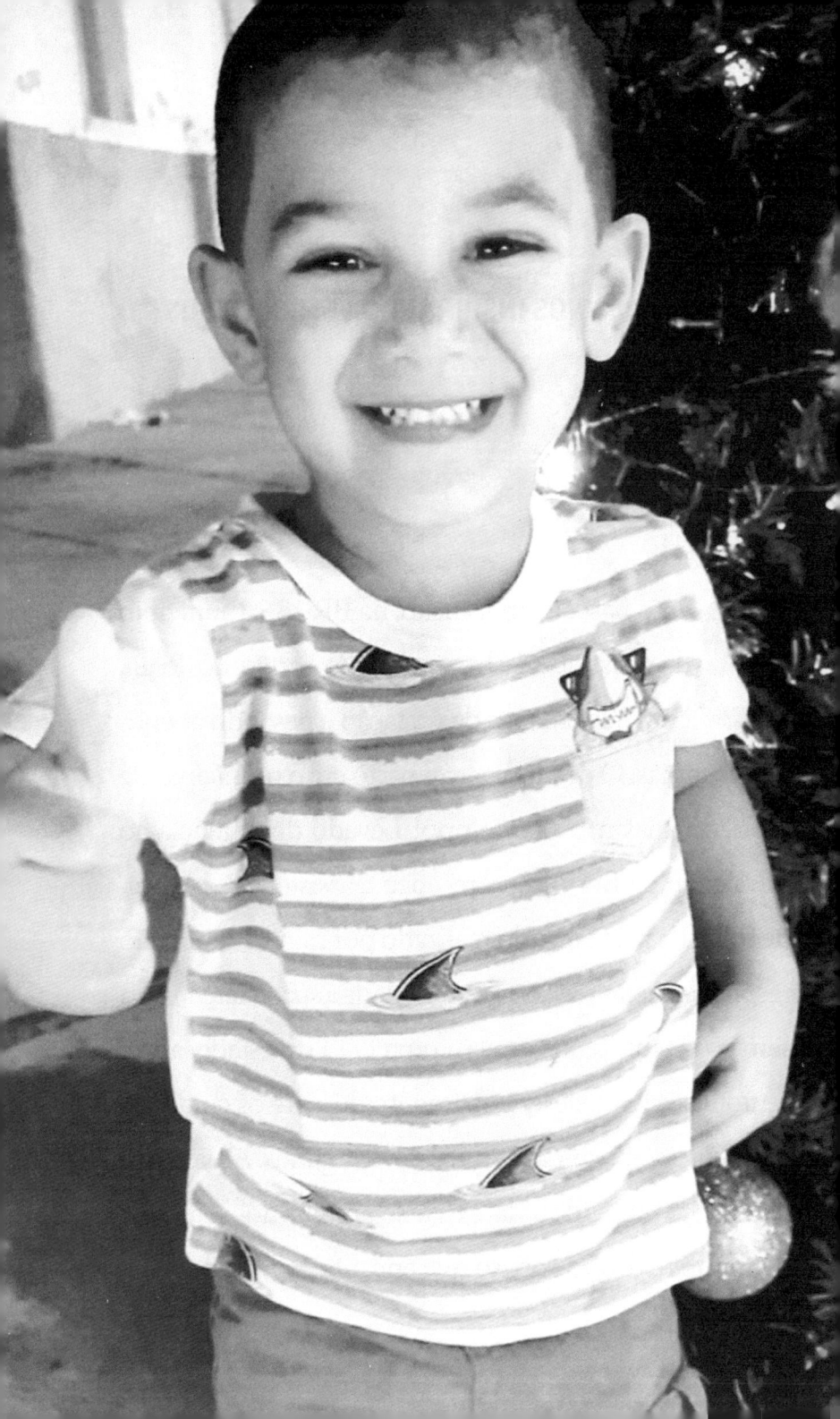

RESPIRANDO E NOS INSPIRANDO EM SÃO RAIMUNDO NONATO

Após o lançamento da primeira edição deste livro, fui encontrado pela mãe do João Gabriel em uma rede social. Reanimado pela equipe de enfermagem do hospital regional de São Raimundo, após um parto prematuro de 32 semanas e pesando apenas 1800 gramas, percorreu 600 km de estrada até uma UTI neonatal da capital do estado, Teresina. Sem o suporte de um ventilador mecânico manual, isso não teria sido possível! Os enfermeiros Isaac, Márcia e Thamara foram brilhantes, segundo o relato de sua mãe. Atualmente, a família de João vive um dilema! Ele adora fugir pulando as janelas da casa em busca da sua tartaruga de estimação chamada Tutuga.

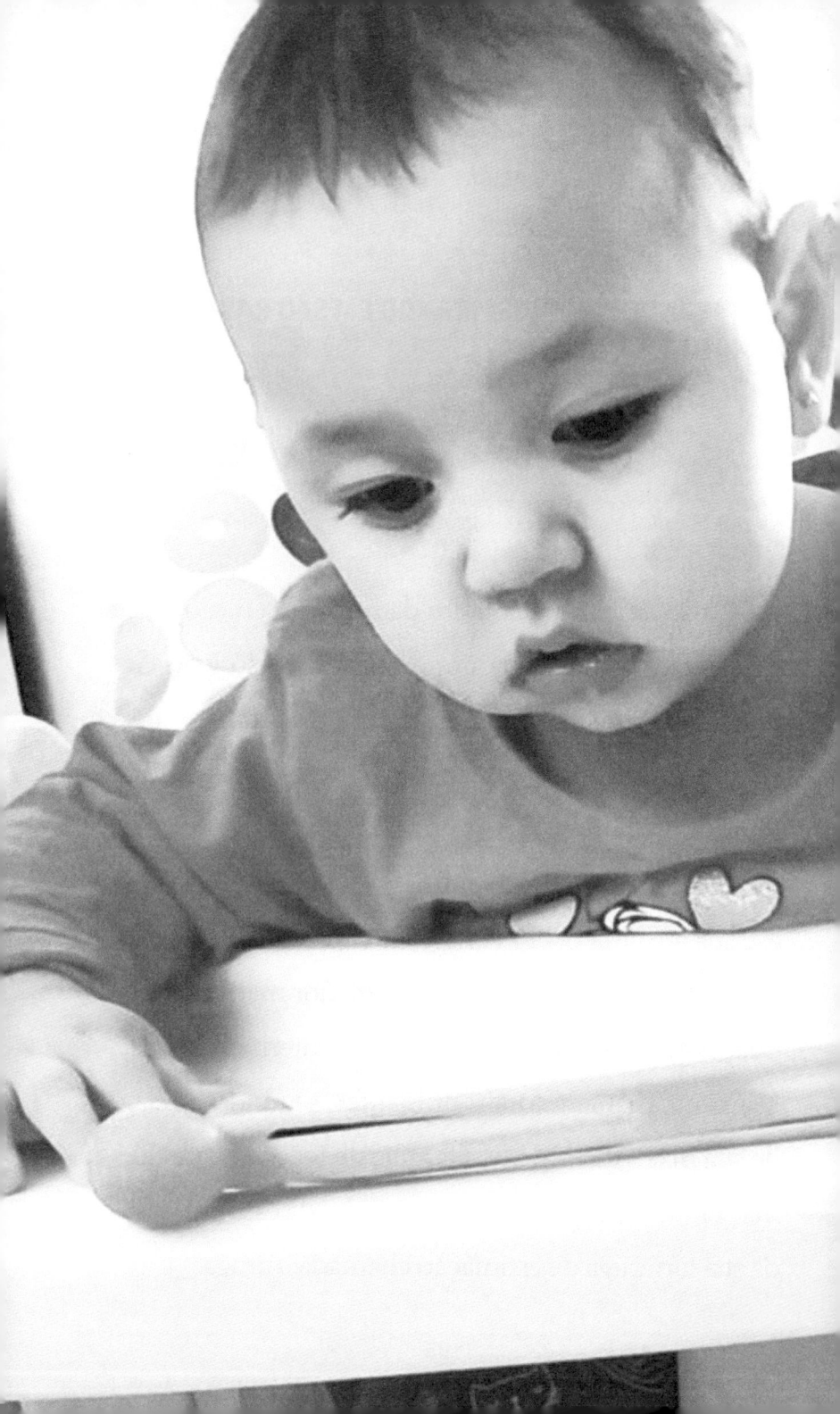

RESPIRANDO E NOS INSPIRANDO EM CORRENTE

Eu sempre quis conhecer a Marcela! Alguns enfermeiros treinados por mim já haviam comentado sobre a sua trajetória. Nascida no município de Corrente, após uma cesárea de urgência devido a um sofrimento fetal, e com 36 semanas de gestação, necessitou de uma reanimação avançada e muitas horas percorrendo as estradas do sertão até uma UTI neonatal localizada numa cidade do interior da Bahia. Atualmente, mora em Goiânia. Em uma longa conversa por telefone com Daiana, sua mãe, aprendi um pouco mais sobre a força e importância do título deste livro: uma chance de respirar!

UMA NOVA CHANCE DE RESPIRAR

Após a defesa de tese de doutorado, em 06 de agosto de 2020, a pedido do meu orientador, Prof. Dr. Sérgio Marba, realizei uma apresentação do trabalho desenvolvido a consultores da Saúde Materno Infantil do Ministério da Saúde. Na ocasião, conheci a Dra Tatiana Selbmann Coimbra, Consultora Nacional de Saúde da Criança da Pan American Health Organization (OPAS Brasil). Após algumas reuniões, nas quais tive a oportunidade de apresentar com mais ênfase os resultados obtidos no sertão do Piauí, firmamos um acordo para a execução de uma ação proposta ao Estado do Pará que visa atender a uma solicitação de apoio à assistência neonatal em regiões prioritárias desse estado.

Com o apoio da Secretaria de Saúde do Estado do Pará (SESPA) e da Sociedade Paraense de Pediatria (SOPAPE), o modelo implantado na Mesorregião Sudoeste do Piauí passou a ser replicado em regiões cujo estudo local realizado identificou áreas de vazios assistenciais na assistência neonatal, como a região de Caetés (Salinópolis), Marajó 2 (Portel, Afuá e Soure) e Baixo Amazonas (Alenquer e Monte Alegre).

A ação no Estado do Pará teve início no dia 25 de novembro de 2020 e terá uma duração de 15 meses.

Região de Caetés

Iniciamos a ação no município de Salinópolis, localizado na região de Caetés.

Por meio da minha experiência vivida no sertão

do Piauí, pude elaborar um modelo de trabalho visando a melhora da estruturação dos locais de nascimento e a sensibilização de gestores e profissionais de saúde envolvidos com a assistência dos bebês.

Realizei três viagens a Salinópolis, de novembro de 2020 a janeiro de 2021.

Identificamos, a exemplo dos municípios percorridos no Piauí, uma grande deficiência da estrutura da sala de parto, apenas 33% dos materiais necessários a uma reanimação neonatal. Apenas uma pediatra atuante no município e uma equipe de enfermagem muito disposta a transformar aquela realidade.

Sob a coordenação da Dra. Vilma Hutim, responsável pelo Programa de Reanimação Neonatal do Pará, todos os membros daquele hospital receberam cursos de reanimação neonatal e transporte de alto risco. Tive a honra de poder contribuir com esses treinamentos.

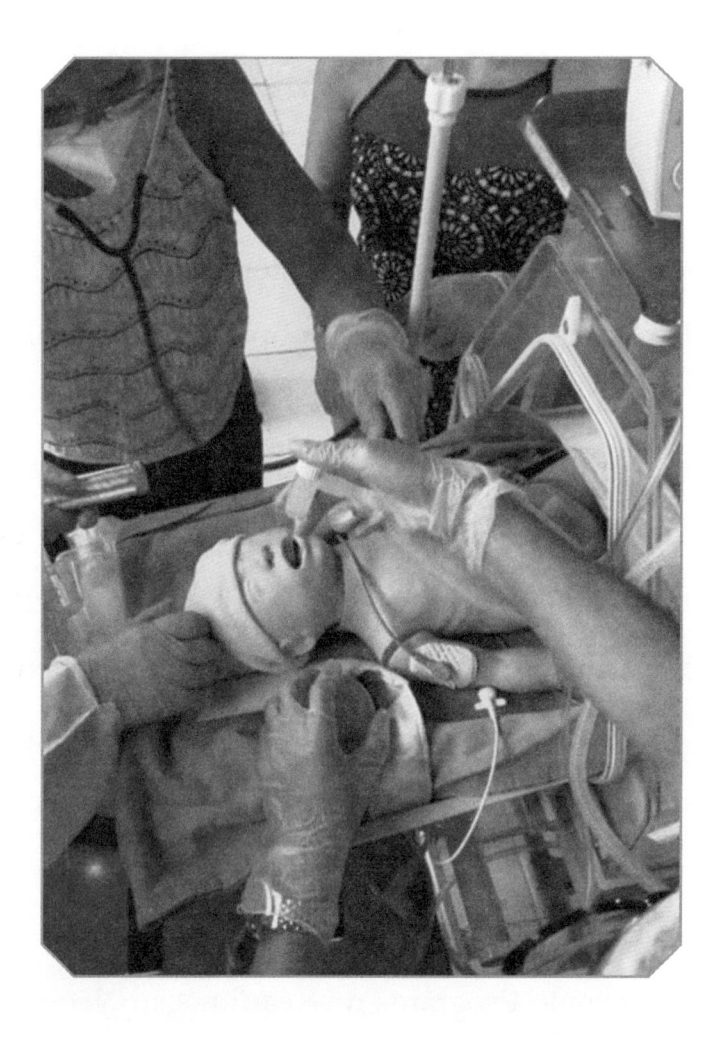

No espaço entre as duas primeiras viagens, recebemos a informação da morte de um recém-nascido, em momento cuja sala de parto ainda não havia sido estruturada.

A equipe de Salinópolis, por meio de recursos próprios, adquiriu um ventilador mecânico manual em T e organizou a Mesa do Minuto de Ouro com a sua forração amarela.

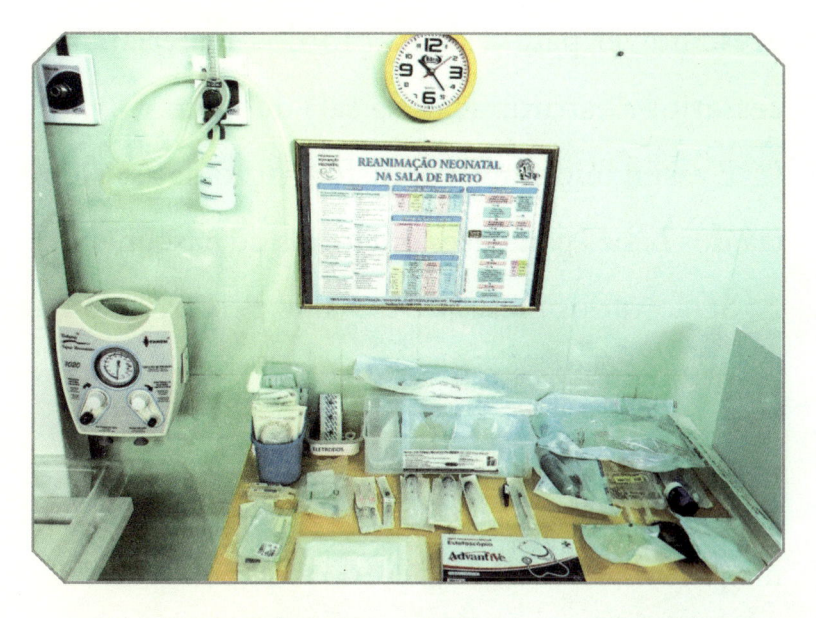

No mesmo dia que instalei o ventilador mecânico manual em T e após os treinamentos das equipes, registramos a reanimação, com êxito, do bebê Lorenzo. Após nascer e apresentar complicações respiratórias, teve uma chance de respirar sob o comando da equipe de enfermagem local.

Na terceira ida ao município, tive a honra de contar com a participação da Dra Ana Cristina Guzzo, Coordenadora Estadual de Saúde da Criança do estado do Pará. A sua atuação foi imprescindível para a aquisição dos materiais necessários a estruturação da sala de parto.

E assim iniciamos a transformação da assistência dos bebês paraenses em locais de nascimento.

Serão vários meses de trabalho percorrendo regiões longínquas e críticas do estado, cujos acessos difíceis exigem viagens de barcos por até 16 horas.

Irei percorrer regiões como Portel e Breves, municípios vizinhos a Melgaço, no arquipélago de Marajó, região com o pior Índice de Desenvolvimento Humano (IDH) do Brasil, com suas casas suspensas por palafitas, 77,8% da população residindo em zona rural em locais sem saneamento básico (presente em apenas 1,3% das casas) e energia elétrica. O banheiro dos moradores, muitas vezes, é o rio.

Quase 100% da população vivem com renda per capita inferior a meio salário mínimo.

A educação dessa região também agoniza: quase 40% dos moradores com mais de 15 anos não sabem ler ou escrever. Grande parte dos demais moradores são analfabetos funcionais. Li sobre relatos de muita prostituição infantil nessa região, além de uma rota local de tráfico de cocaína que segue para o Amazonas, Amapá e para a capital do estado. Cenário de uma pobreza extrema que, ao longo do tempo, sentiu o enfraquecimento da sua economia devido a perda da atividade extrativista da floresta Amazônica.

Apesar de todas as adversidades, seguirei muito forte com o propósito de levar uma chance de respirar aos bebês dessas regiões tão críticas do Pará.

Em breve, conheceremos novas histórias como a do Nicolas, Bento, João Gabriel e Marcela...

E, assim, uma nova história se inicia...

Matérias

O autor deste livro já participou de inúmeras entrevistas e matérias realizadas pela imprensa de todo o Brasil. Confira, a partir do *Qr Code* a seguir, algumas de suas participações em conteúdos da grande mídia e conheça melhor o trabalho que realiza.

Galeria de fotos

Confira agora alguns registros realizados durante o trabalho do Dr. Renato no Piauí.

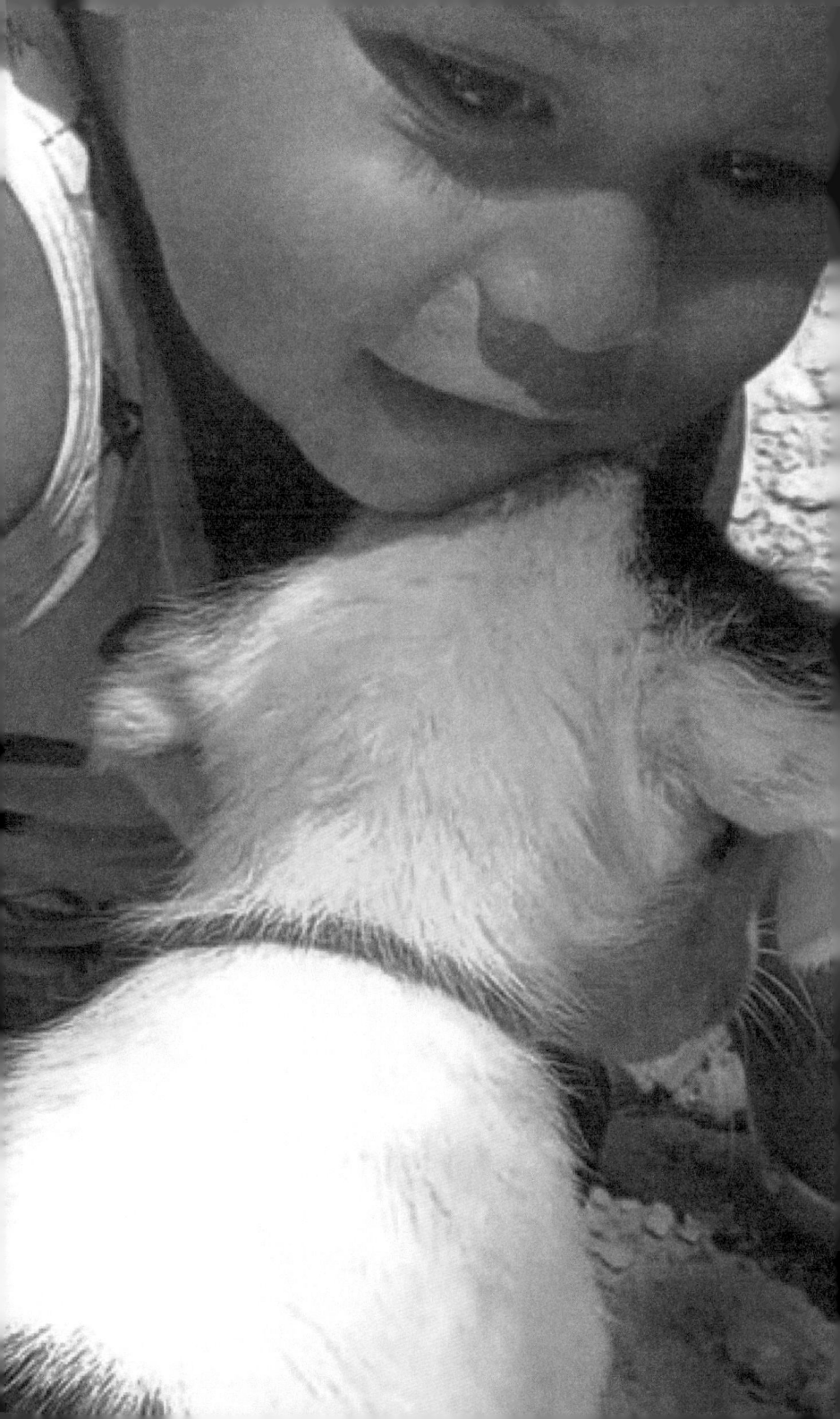

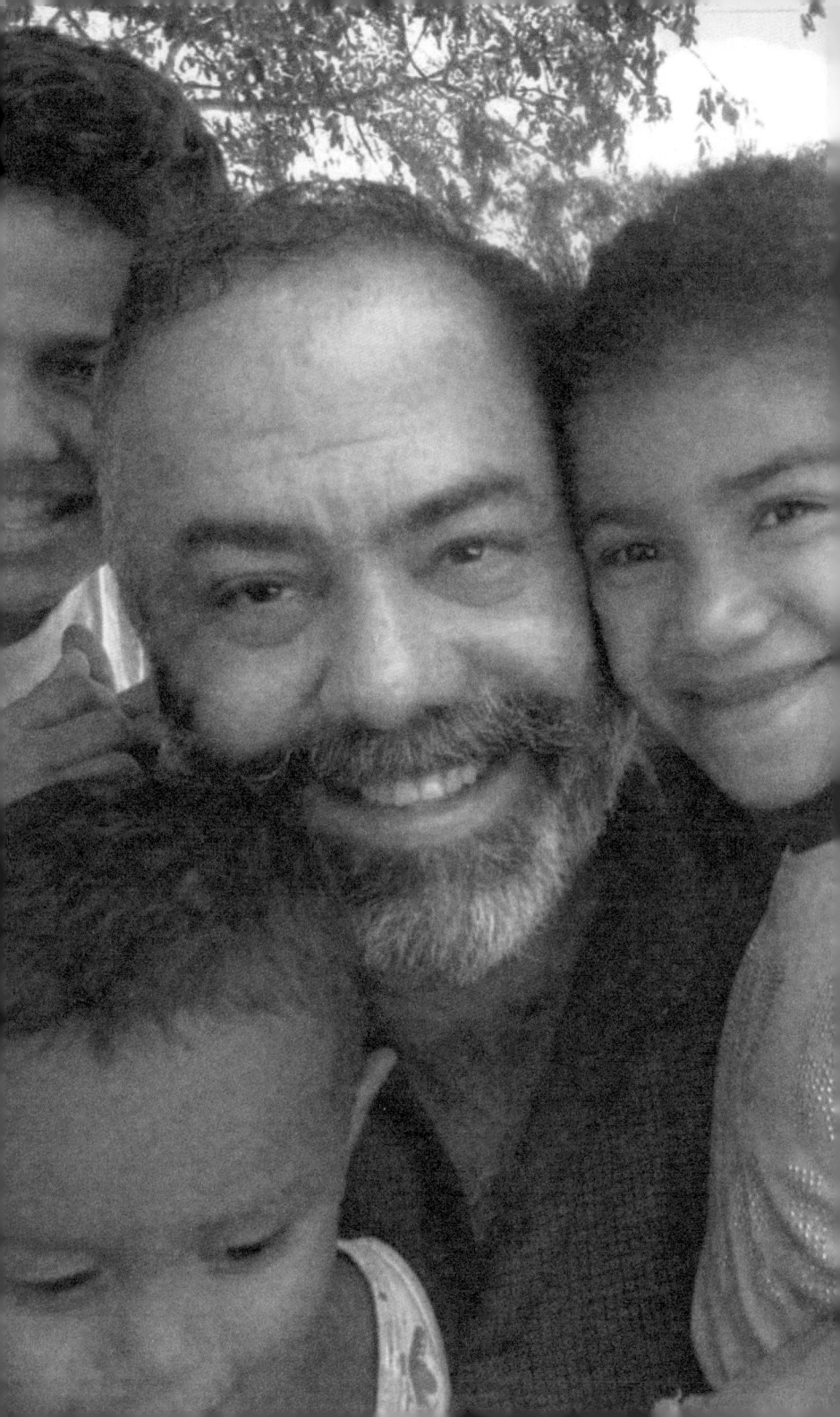

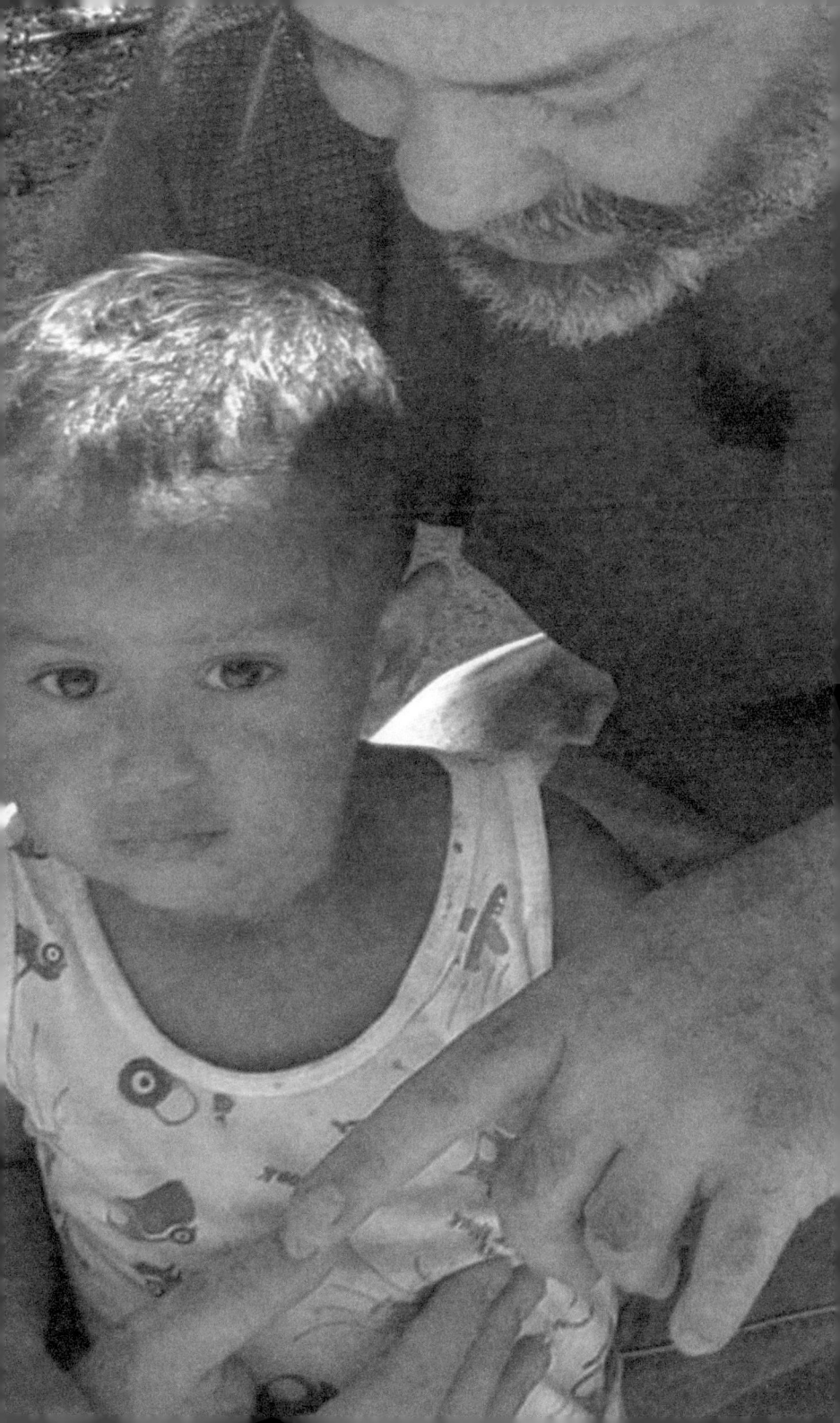

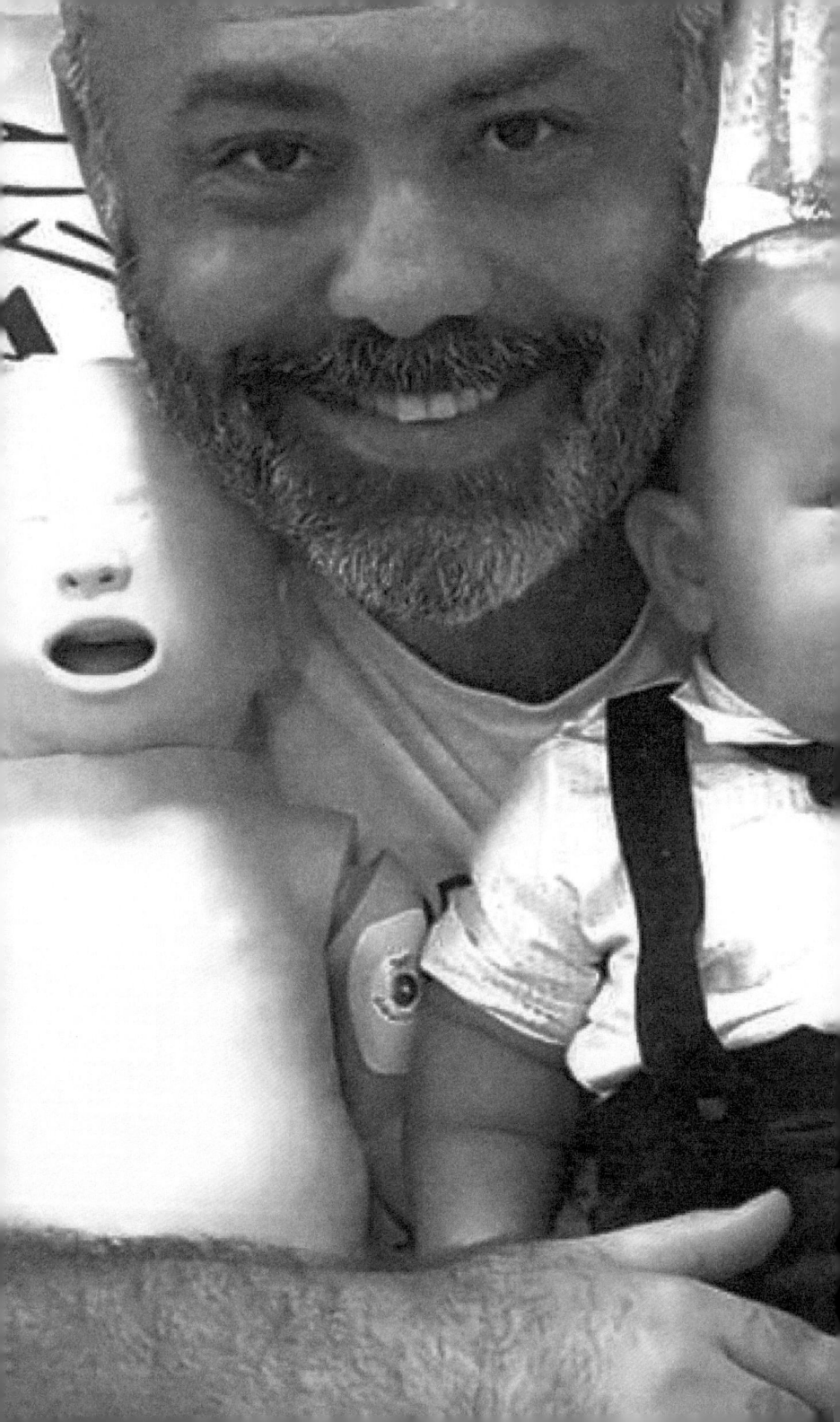

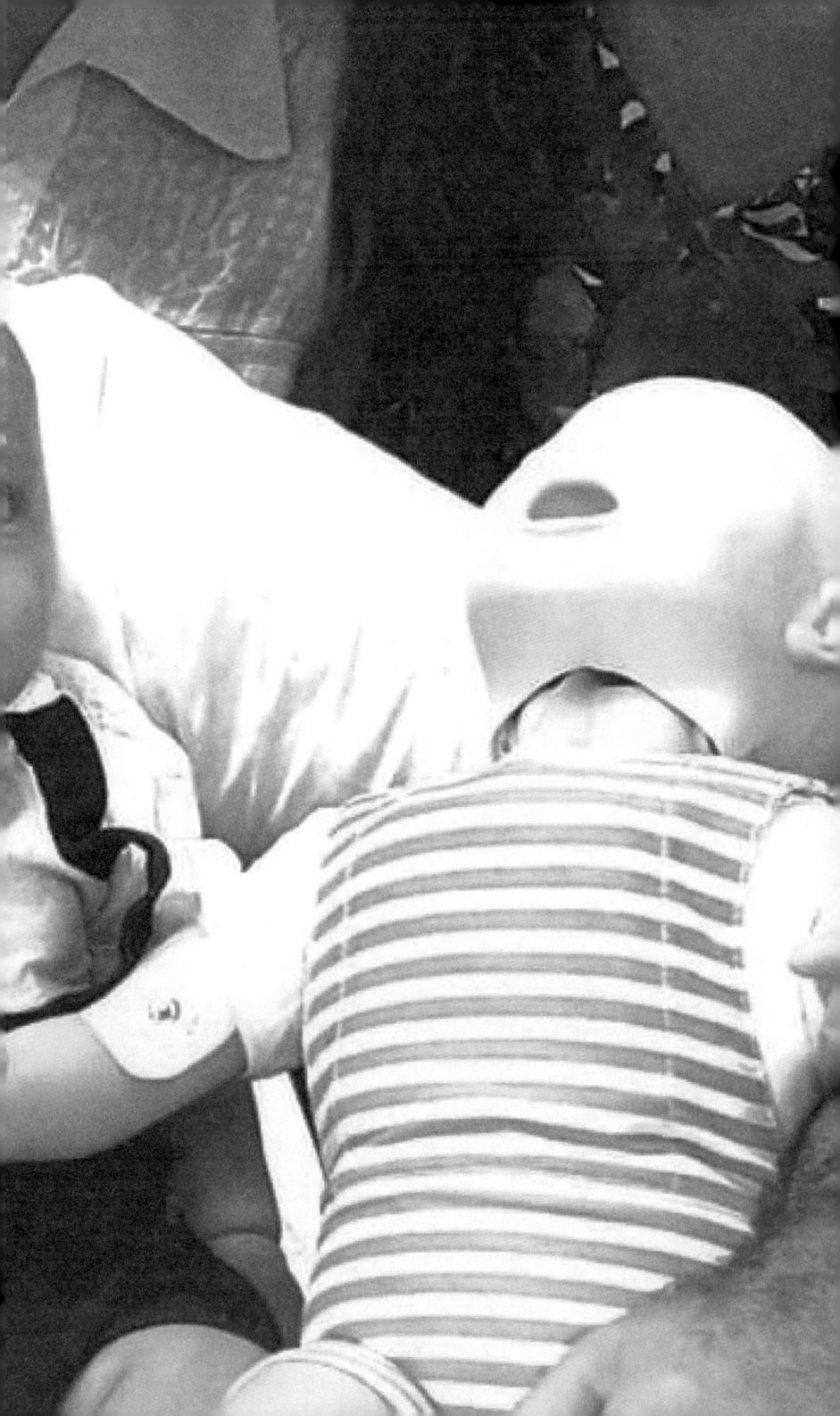

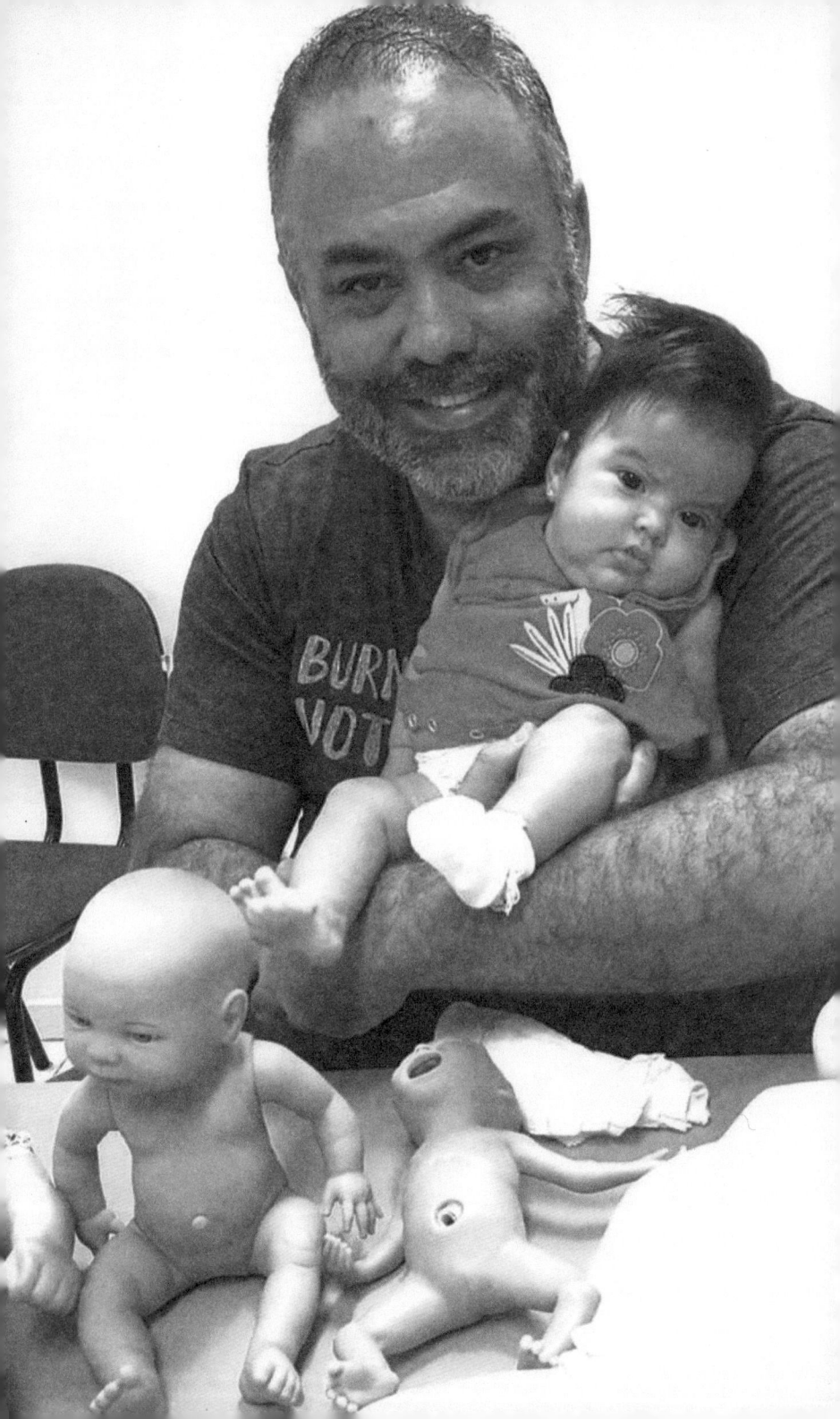